零起点看图学操作系列丛书

U0236774

零起点看图学指压

主编　张大伟

编　者（按姓氏笔画排序）

于　涛　王红微　王丽娟　刘艳君

孙石春　孙丽娜　齐丽娜　何　影

张　楠　张　彤

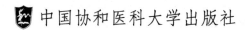

中国协和医科大学出版社

图书在版编目（CIP）数据

零起点看图学指压 / 张大伟主编. —北京：中国协和医科大学出版社，2017. 9
ISBN 978-7-5679-0592-4

Ⅰ. ①零… Ⅱ. ①张… Ⅲ. ①穴位按压疗法-图解 Ⅳ. ①R245. 9-64

中国版本图书馆 CIP 数据核字（2017）第 222446 号

零起点看图学操作系列丛书

零起点看图学指压

主　　编：张大伟
策划编辑：吴桂梅
责任编辑：林　娜

出版发行：**中国协和医科大学出版社**
　　　　　（北京市东城区东单三条 9 号　邮编 100730　电话 010-65260431）
网　　址：www. pumcp. com
经　　销：新华书店总店北京发行所
印　　刷：北京玺诚印务有限公司

开　　本：710×1000　　1/16
印　　张：10. 75
字　　数：140 千字
版　　次：2017 年 9 月第 1 版
印　　次：2020 年 12 月第 9 次印刷
定　　价：24. 00 元

ISBN 978-7-5679-0592-4

前　言

指压疗法又称"点穴疗法"或"指针疗法"，多年来在祖国医学的经络、阴阳、五行等理论指导下，经过长期的临床实践，已逐渐成为民间常用的一种治疗方法。指压疗法是运用手指的指力，根据患者病情、穴位等选择正确的手法，以指代针，对患者体表一定部位或相应的穴位进行点压刺激，以达到防病、治病目的的一种治疗方法。它具有操作简便、易学易用、治疗范围广等特点，对内科、外科、妇科、儿科、五官科等常见病均有显著的治疗效果。为更广泛地推广指压疗法，本书以"用图说话"的方式，通过大量的图片配以文字说明逐步介绍操作方法，从实用的角度出发，内容通俗易懂，科学实用，方法简便易行，操作性非常强，读者只要按照书中的方法和操作步骤，就能进行实践，做到"从零开始，看图轻松学，一看就会，会了就能用"。

本书首先从认识指压疗法开始介绍，让读者对指压疗法有基本的了解和认识。在简述指压疗法基本知识的基础上，重点讲述指压疗法的基本操作手法以及内科、外科、妇科、儿科、五官科等各种常见疾病的指压疗法。此外，书的最后还专门加入了保健的指压疗法。书中内容简单，即使是初学者也能掌握。

本书是一本面向广大普通群众的医疗保健读物，适合所有指压爱好者，也可供基层医务人员阅读参考。

由于编者的水平有限，不足之处在所难免，恳请广大读者批评指正。

编　者

2017 年 1 月

目　录

第一章 认识指压疗法

第一节 指压疗法的定义与治疗机制

一、定义

指压疗法是施术者以单手或双手的指头以及手掌面，通过运用不同手法，作用于患者身体部位和穴位，并根据患者的病情、穴位等施以不同的手法来治疗疾病的方法。

指压疗法是祖国医学的重要组成部分，它是我国劳动人民在长期劳动、生活和同疾病做斗争的过程中，逐步创立和发展起来的一种治疗方法。指压疗法在祖国医学的经络、阴阳、五行等理论指导下，通过不断地临床实践，证明不仅疗效好，而且治疗范围广，对某些疾病的疗效更为针药所不及，从而获得了较大的发展，逐渐成为民间常用的治疗方法之一。

指压疗法操作简便，易学易懂，安全无痛，适应性广，患者乐于接受，在任何场所都可以施术治疗，便于普及和推广。

二、治疗机制

指压疗法的作用机制，是针刺、按摩等理论相结合而成的，而这两种理论都与经穴、经络有密切关系。穴位是经络在人体表面的反应点，通过经络的联系，脏腑的病理变化可以反映到人体体表，而人体体表的各种刺激也可传导到脏腑。因此，应用指压疗法按压一定的穴位，通过经络的作用，能调整脏腑的功能，促进气血循环，从而激发人体内在的抵抗力，起到治疗作用。

第二节　指压疗法的功能与特点

一、功能

1. 对经络系统的作用

经络系统是祖国医学认识人体、治疗疾病的独特理论。其内属于脏腑，外络于肢节。经络是营卫气血在人体运行的通路，而经穴则是营卫气血运行路线中的交会点，其包含在经络系统之中，了解经络体系、认识疾病所在，是指压疗法辨证论治的依据。当人体某一部位的筋、骨、肌肉、血脉以及脏腑发生病变功能失调时，通过在其相关联的经络线路和穴位上，恰当地运用指压手法，使"力"与"气"的作用沿着相关的经络路线渗透到患者体内，以激发经气，使气至病所产生感应，而调节内在的不平衡，达到协调一致。现代医学研究认为，经气实际上是一种信息载体，在经脉中形成信息流，并通过经和络与全身组织结构沟通信息。指压疗法正是依据经气的运行规律及其信息流的表现而进行病变诊断后，通过经络穴位进行调整，从而达到治疗效果的。

2. 对皮肤的作用

皮肤中分布有大量的血管、淋巴管、汗腺和皮脂腺，参与代谢过程、排泄分泌、体温调节等，故具有重要的生理作用。指压首先作用于皮肤，可改善皮肤的呼吸，有利于汗腺和皮脂腺的分泌；指压能使毛细血管扩张，呈主动性充血，改善皮肤的营养，增强皮肤深层细胞的生活能力，从而使皮肤光泽而富有弹性，相应地皮肤温度也有升高。

3. 对神经系统的作用

指压是一种良性的物理刺激，其手法的作用是通过经络和神经系统的反射机制而获得，所以不同的指压手法对神经系统的作用也不同；即使同一手法，但运用的方式不同（如手法缓急、用力轻重、时间长短等）其作用也不同。缓慢而轻的指压手法有镇静之效，急速"而"重的指压则起兴奋作用。

4. 对肌肉的作用

指压可以提高肌肉的工作能力，增强肌肉耐力，放松肌肉，比消极休息能更好地消除肌肉疲劳；指压能使肌肉中闭塞的毛细血管开放，增加血流量，因而被指压的肌肉群能获得更多的血液供应和营养物质，增强肌肉的潜在能力。指压还可增加肌肉的张力和弹力，使其收缩能力增加，防止肌肉萎缩。

5. 对关节、肌腱的作用

指压对关节、肌腱等运动器官也有很大的影响。经过指压后，韧带的弹性和活动性可增强，关节周围的血液循环将更加活跃，从而消除关节滑液停滞、淤积及关节囊肿胀、挛缩的现象；指压后关节局部的温度上升，能祛风散寒，舒筋活血，以利减轻和消除由于外伤所致的关节功能障碍。

6. 对血液系统的作用

指压能加速静脉血管中血液的回流，可促进损伤部位水肿的吸收。由于血管的扩张，降低体循环中的阻力，减轻心脏的负担，有利于心脏的工作。指压还能影响血液的重新分配，调整肌肉和内脏血液流量及贮备的分布状况，以适应肌肉紧张工作时的需要。

7. 对呼吸系统的作用

指压由于增强了新陈代谢，因而气体代谢也增加；指压可以直接刺激胸壁或通过神经反射而使呼吸加深。通过指压有关经络和穴位，还可使哮喘症状缓解。

8. 对消化系统的作用

指压可使胃肠壁肌肉的张力增加，增强胃肠的蠕动，兴奋支配腹内器官的神经，增进胃肠等脏器的分泌功能。如指压胃经和足三里穴，胃肠的蠕动显著增强，消化系统的功能得到改善。

二、特点

指压疗法操作起来相对比较简单，容易学习和掌握。其具有一些明显的特点，主要反映在以下几个方面：

1. 适应证广，疗效显著

指压疗法有较为广泛的适应证，除对运动系统的损伤及病变有较好疗效外，对内、外、妇、儿、五官等科的一些常见病、多发病亦有较好疗效，尤其对急、慢性疼痛及痉挛性疾病有很好的缓解作用。只要诊断明确、定穴准确、选穴恰当、手法适宜、坚持治疗，就能取得一定的治疗效果，甚至达到治愈的目的。

2. 操作简单，方便快捷

指压疗法不需要专门的医疗器械及设备，也不需要通过开方、配药、服用（或注射、针灸）等中间环节，仅靠施术者或患者的手指、掌或替代物即可进行治疗。指压疗法不受场所的限制，随时随地均可使用。指压疗法适合于某些急症在送往医院前的抢救治疗，如昏迷、休克、中风（脑卒中）、中暑、淹溺、晕厥、急性疼痛性疾病等。

3. 经济实用，好学易懂

指压疗法不需要增加施术者的医疗成本，患者也无需支付更多的医疗费用，非常经济实用，尤其适合缺医少药、经济条件较为贫困地区。即使在经济发达地区，也能适度减轻医疗费用不断上涨的压力。指压疗法操作简便，直观易学，只要具备一定的医学知识，经过短期训练就可以治疗一些常见疾病。

4. 施治安全，易于推广

指压疗法以指施术，既无痛苦，也无创伤，不但免除了用其他疗法治病给患者可能带来的针药之苦，而且还能防止运用其他疗法治病可能给患者带来的某些不良反应。只要能按正确的方法施术操作，指压疗法应该说是最为安全的治病方法。指压疗法不受人员、时间、空间等限制，不论男女长幼、昼夜寒暑、城市乡村、居家旅行等均可采用，故指压疗法运用的机会甚多，极易在人群中推广使用。

第三节　指压疗法的操作要领与注意事项

一、操作要领

1. 被施术者的位置

根据被施术者的体位而有不同，也应根据指压的部位而变化被施术者的位置。

2. 指压的方向

不论被施术者采用哪一种姿势（仰卧、俯卧、侧卧），指压的方向都是对着被施术者身体的中心部，垂直地施行按压，不能把指头或手掌面斜放于皮肤表面推压，也不能在按压过程中应用拉扯之力。即使是指压手指或足部的时候，也是垂直地对着接触面增加按压力，不能边滑边按。当指压头部、颈部或颜面部的时候更需注意要与接触面垂直，朝着按压中心增加按压力。

3. 指压的强弱

指压的强度应视患者的病情、体质、年龄、性别而定，如对小儿、老人及体弱者用力宜轻；对身体健壮、肥胖者或肌肉丰厚处，指压的力度要大些。

4. 指压的时间

一般情况下，每个指压点每次指压时间为 5~10 秒。此外，还有间歇压和持续压。

（1）间歇压：分两段或三段压，每段指压后手指轻轻提至皮下，间歇 2~3 秒后再进行指压，前后共 20~30 秒。此法多用于患处或腧穴。

（2）持续压：持续按压 30~60 秒，此法多用手掌在患部按压，操作时要逐渐加大按压的力度，要求力度抵达内脏和患部深层。一般指压要求动作平稳和缓，随着指压进行，许多人会感到舒适而进入轻度睡眠状态。在指压疗法的应用过程中，常常会产生催眠效果。

5. 指压的顺序

各部位的指压顺序，一般宜沿着经络或刺激线走向，由上向下、由内向外地按压。

6. 指压的速度

指压的速度即指压的快慢。一般应避免激烈快速地增加力量按压，而是均匀缓慢地增加力量。在施术结束时，根据具体情况，一种是快速使指头或手掌离开按压局部；一种是在感到压力已减完，再缓缓离开局部。一般情况下，快速离开多用于急性病损、疼痛严重时，缓慢离开多用于慢性劳损、酸软乏力、解除疲劳、催眠时。

7. 指压与呼吸

施术者和被术者之间应注意保持呼吸的一致性。按压时，一般应是在呼气时，在加力的间隙或进行下一次之间再吸气以调匀。

当然，指压腰背或四肢部位时呼吸不要求那么严格，但如果被术者体质较弱或指压胸、腹部的时候，应考虑到呼吸的因素。吸气为实，呼气为虚，按压须乘虚而入，这一点与武术、拳击、摔跤等有异曲同工之妙。

8. 指压的要领

施术者首先要对被术者的身体状况有较全面的了解，做到心中有数，才能有的放矢，配合协调。更为重要的是指压不可单独使用指尖进行，应使用手指的指腹。运用时，要学会将气贯注于指端。力量的增加，要通过腰部将全身的重量自然地添加下去，并不是使用蛮力。

此外，施术时全神贯注也是力量的源泉，分心、分神只能力到而意不到。且施术者的态度应是和蔼可亲，不要使被施术者感到畏惧，要使被施术者的身心与施术者之间产生沟通理解。

二、注意事项

1. 有些急性病，如晕厥、心绞痛等可以立即使用手法治疗，除此之外，其他慢性疾病都应该明确诊断后再进行推拿治疗，否则会贻误病情。

2. 施术者开始着力时不宜用力太大、太急，以防指压处肌肉骤然紧张，抵消压力，影响治疗效果。在肌肉结实的部位施压，要注意用力适度，否则，施力越大，被施术者的肌肉就越坚硬，所以施术者与被施术者都应放松身体肌肉，这是施压的先决条件。

3. 指压时由一个指压点移至另一个指压点时，手指最好不要离开被施术者的肌肤。如果指压一处后，手指抬高离开肌肤再指压另一处，会影响指压的效果。

4. 怀孕 5 个月以上或妇女的月经期，不宜在腹部、腰骶部指压。

5. 施术者要经常修整指甲，以免划破皮肤；要保持手部清洁、温暖，以免因手冷触及皮肤而引起肌肉紧张。

6. 颜面生疮时应避免指压，呼吸器官疾病或心脏疾病患者，不宜俯卧接受指压。

7. 按压手法操作要熟练，力度要适中，先轻后重，由浅入深，严禁暴力或蛮劲损伤皮肤筋骨，手法应协调柔和，切忌生硬粗暴，应在练习手法有一定的基础后再为他人进行按摩。自我按摩也应掌握一定的手法。手法不熟练时用力则宁轻勿重。

8. 在治疗前要明确诊断，家庭按摩一定要在明确诊断的基础上进行，禁止不明病情、不分穴位、不通手法地按压经穴。

9. 被施术者和施术者都应选择舒适体位，以利安全治疗。无论是卧位、坐位、俯位，都应感觉舒适。施术者应发力自如，被施术者应肢体肌肉放松，以利于治疗。

10. 按压的强度视患者的病情、体质、年龄、性别而有所不同。对老人、小孩、体质虚弱的患者用力要相对较轻，对身体健壮、肌肉结实的患者用力可稍大。对肌肉丰厚处的穴位按压力度可稍大，但要注意患者的感觉，以能承受为度。

11. 施术时，不论采取什么姿势，按压的方向都是对着被施术者身体的中心部，并观察被施术者呼吸、脉搏的变化。

12. 指压治疗后如局部留有痛感时，可轻揉几下，即可消失。

13. 除了颈部周围施行按压不要超过 3 秒之外，身体其他部位，每一按压点施压的持续时间应是 5~7 秒。

第四节　指压疗法的适应证与禁忌证

一、适应证

指压疗法广泛应用于各科的治疗与保健中，对于脏腑功能失调性疾病，慢性疾患，内科、外科、骨伤科、妇科、儿科、皮肤科、五官科、泌尿生殖科等疾患，都有很好的疗效。

1. 部分伤科疾病，如各种急、慢性脊柱、四肢、关节等部位的闭合性软组织损伤，骨质增生性疾患等，如各种扭挫伤、关节脱位、肌肉劳损、胸胁岔气、椎间盘突出症、颈椎病、风湿性关节炎、肩周炎、骨折后遗症等。

2. 部分内科疾病，如头痛、失眠、胃脘痛、胃下垂、感冒、咳嗽、哮喘、胆绞痛、高血压、心绞痛、糖尿病、便秘、偏瘫、痹证等。

3. 部分外科疾病，如手术后肠粘连、乳痈、压疮等。

4. 部分妇科疾病，如月经不调、痛经、经前期紧张症、更年期综合征、盆腔炎等。

5. 儿科疾病，如感冒、发热、咳嗽、哮喘、腹痛、泄泻、呕吐、便秘、遗尿、消化不良等。

6. 部分五官科疾病，如咽炎、青少年近视、斜视等。

二、禁忌证

1. 对于病因不明、诊断不明的病例，慎用或不用。

2. 开放性的软组织损伤禁用。

3. 某些急性传染病，如肝炎、肺结核等慎用或禁用。

4. 各种出血性疾病，如便血、尿血、外伤性出血等慎用或禁用。

5. 皮肤病变的局部，如烫伤与溃疡性皮炎的局部应禁用。

6. 肿瘤、骨折早期、截瘫初期慎用或禁用。

7. 某些感染性的运动器官病症，如骨结核、丹毒、骨髓炎、化脓性关节炎等禁用。

8. 高血压、严重的心脏病、病情危重者慎用或禁用。

9. 急性肾炎引起血尿以及神经性疾病应慎用。

10. 对精神病患者，宜在病症稳定时应用。

11. 月经期的女性，腹部不宜用重手法按压。孕妇的腰骶部、臀部、腹部禁止按压。有些穴位可引起子宫收缩，应慎用，如合谷、三阴交、昆仑、至阴。小婴儿不宜按压。幼儿头部囟门区忌按压。

12. 年老体弱、久病体虚、过度疲劳、过饥过饱、醉酒之后、大运动量运动后、精神过于紧张不宜按压。

第五节　指压疗法的常见反应与处理方法

指压后，大多数人会感觉轻松愉快，病痛明显减轻。如局部出现充血、皮肤温度升高都属于正常的现象，有的人甚至会出现青紫的瘀斑。按压经穴后患者体内会发生一系列的生理、病理性变化，可表现为神经系统的兴奋、抑制，经络的放射性传导，气血的运行，细胞和组织的新陈代谢，内分泌系统的分泌加强，胃肠道的蠕动加快，肌肉的紧张与放松。按压经穴是一项被动的运动，有疲劳感也是正常的。

在按压经穴治疗中，有时会出现不良反应，如晕厥、疼痛加重等。当出现这些症状后应采取下面这些相应的措施。

1. 晕厥

有的患者患病日久，体质过于虚弱，对疼痛特别敏感，或者过于饥饱，按压时精神过度紧张，加之在按压时手法过重，易出现一过性晕厥。在治疗过程中，若患者出现头晕、视物模糊、心慌、气短的感觉时，应立即停止按压经穴，让其卧床休息，用大拇指轻按内关穴。对于饥饿所致者，应给予甜食；对于已晕厥的患者，可采取急救措施，用手指捏掐人中、中冲，并在胸部用手掌轻揉，以利血液循环。

为防止晕厥的发生，对体质虚弱、神经衰弱的患者，治疗时手法宜轻柔，精神紧张的患者应消除其思想顾虑，饥饿的患者应先进食或喝些糖水。

2. 疼痛加重

对腰痛、腿痛、背痛等症状，如果按压手法过重，或第一次按压，有可能使疼痛反而加重，一般情况下，痛感会在一两天后消失，原来的病症也有可能一起消失。当然，手法应轻柔和缓，以患者感觉不是非常痛苦为宜，特别是腰部是肾脏所居之处，切忌用蛮力按压。

3. 岔气与肌肉损伤

患者的体位不舒适，按压用力过猛，肌肉紧张也可能造成肌肉损伤或岔气。当出现岔气时，要配合患者呼吸做牵拉上肢、推压后背的运动以减轻痛感。对于肌肉、皮肤损伤者，用红花油轻涂血瘀处一两次即可。

第二章　指压疗法的基本操作

第一节　基本手法

一、点法

点法适用于身体虚弱的患者，属补法。

点法是指用拇指指腹或屈曲的拇指、示指或中指近端指间关节突起部位按压穴位，并同时深压揉动（图2-1）。

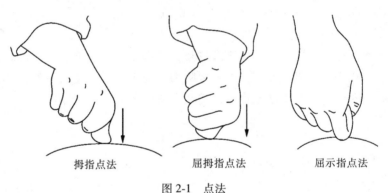

拇指点法　　　　屈拇指点法　　　　屈示指点法

图2-1　点法

二、指压法

指压法是用手指着力，垂直向下按压患部或穴位上（图2-2）。此法常与按法配合使用，称为按压法。

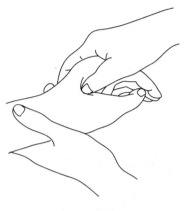

图 2-2　指压法

三、揉法

揉法分为指揉法和掌揉法，以指端或掌根着力于治疗部位或穴位上，顺时针或逆时针方向反复交替，作轻柔缓和的环旋揉动，使力渗透到肌肉层（图2-3）。

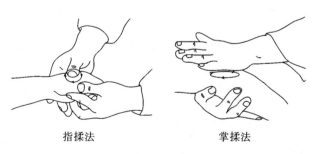

指揉法　　　　　　　　　　掌揉法

图 2-3　揉法

四、掐法

掐法是用拇指指甲掐按在穴位上，并稍微用力，频频摇动手指，以加强刺激量（图2-4）。掐法属泻法，是一种刺激较强的手法，适用于身体强壮或急性病的患者，使用时应注意不要刺破患者皮肤。

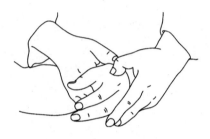

图2-4　掐法

五、捻法

一手的拇、示指螺纹面，捏住另一手手指，作对称用力捻动（图2-5）。适用于手指、手背及足趾。

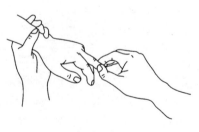

图2-5　捻法

六、弹拨法

弹拨法是指以拇指指端着力，其余手指附着在治疗部位；或以示指、中指着力，将着力的指端按于肌筋的缝隙之间，频率均匀地如弹拨琴弦动作（图2-6）。

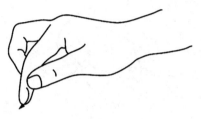

图 2-6　弹拨法

七、补法

补法是在选定的穴位上用拇指尖稍微用力点压的轻刺激手法，适用于虚证（图2-7）。

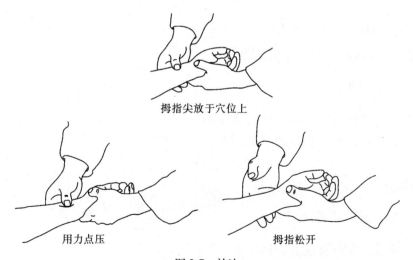

拇指尖放于穴位上

用力点压　　　　　　　　拇指松开

图 2-7　补法

八、泻法

泻法是经股间或肌肉丰厚处或皮肤敏感部位的穴位上，用重力点压不动的方法，适用于实证（图2-8）。

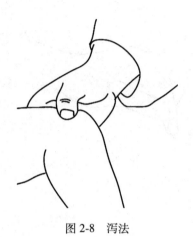

图2-8　泻法

第二节　辅 助 手 法

在一般情况下，指压都是用拇指按压穴位。但是，在治疗面部和腹部疾病时，应改用其他手指或以掌代指。

一、拇指法

先将手臂自然弯曲，再将拇指伸直，然后将拇指的指腹或指尖压在穴位上，逐渐加重压力（图 2-9、图2-10）。

二、其他手指法

用除拇指以外的其余四指指腹或者稍上的部位，轻轻地置于穴位上按

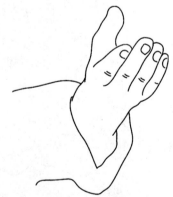

图2-9　基本手势

压（图 2-11）。

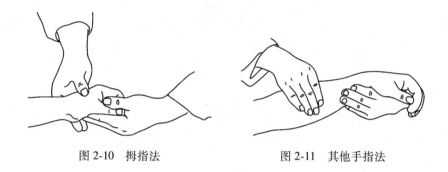

图 2-10　拇指法　　　　　　　　图 2-11　其他手指法

三、手指重叠法

先将一手拇指置于穴位上，再将另一手拇指按于其上，再进行按压（图 2-12）。

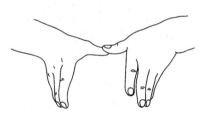

图 2-12　手指重叠法

四、手掌法

手掌法是用手掌代替手指按压的方法，分为单掌法和对掌法（图 2-13、图2-14）。

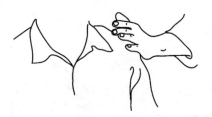

图 2-13　单掌法

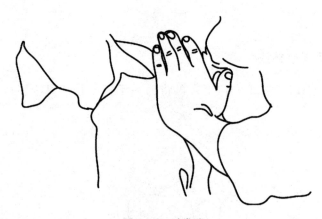

图 2-14　对掌法

五、代指法

有时用手指或手掌按压效果不理想，或力度不够，亦或按压面积太小，而需用其他物品来代替手指或手掌治疗，这种方法就是代指法（图2-15、图2-16）。

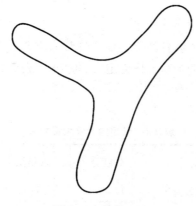

图 2-15 代指工具

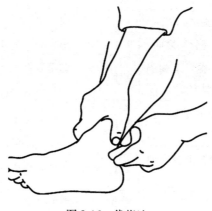

图 2-16 代指法

第三节 取穴方法

应用指压疗法治疗疾病的前提是能够准确地取穴。人体腧穴的位置不同，肌肉和骨节是腧穴体表定位的主要标志，只要掌握了恰当的方法，便可以快速而准确地定取穴位。常用的取穴方法包括骨度分寸法、体表标志法、手指同身寸法和简便取穴法。

一、骨度分寸法

骨度分寸法是以人体各部位主要的骨节为重要标志，测量周身各部的长短、大小，并按比例折算，作为定穴的标准（表 2-1、图 2-17、图 2-18、图 2-19）。

表 2-1　常用的骨度折量寸表

部位	起止点	骨度分寸	度量法	备　注
头面部	前发际正中至后发际	12 寸	头顶部直寸	前后发际不明显时，可用眉间（印堂）至后发际正中第 7 颈椎棘突下（大椎）的骨度分寸（18 寸）
	眉间（印堂）至前发际	3 寸	前额部直寸	
	第 7 颈椎棘突下（大椎）至后发际	3 寸	项部直寸	
	前两额发际（头维）之间	9 寸	前头部横寸	
	耳后两乳突（完骨）之间	9 寸	后头部横寸	
胸腹胁部	胸骨上窝（天突）至胸剑联合中点（歧骨）	9 寸	背部及胁肋部直寸	胸剑联合大多平第 5 肋间隙
	胸剑联合中点（歧骨）至脐中	8 寸	上腹部直寸	
	脐中至耻骨联合上缘（曲骨）	5 寸	下腹部直寸	
	两乳头之间	8 寸	胸腹部横寸	
	两锁骨中间线间	8 寸	胸腹部横寸	
	腋窝顶点至季胁（章门）	12 寸	直寸	
	季胁（章门）下至髀枢	9 寸	直寸	
背腰部	肩胛骨内缘（近脊柱侧点）至后正中线	3 寸	横寸	背腰部腧穴的直寸，以脊椎棘突作定位的依据
	肩峰缘至后正中线	8 寸	横寸	

续　表

部位	起止点	骨度分寸	度量法	备　　注
上肢部	腋前、后纹头至肘横纹（平肘尖）	9寸	上臂部直寸	
	肘横纹（平肘尖）至腕掌（背）侧横纹	12寸	前臂部直寸	
下肢部	耻骨联合上缘至股骨内上髁上缘	18寸	大腿内侧面直寸	
	胫骨内侧髁下方至内踝尖	13寸	小腿内侧面直寸	
	内踝尖至足底	3寸	足内侧直寸	
	股骨大转子至腘横纹（髀枢至膝中）	19寸	大腿外侧直寸	
	腘横纹（膝中）至外踝尖	16寸	小腿外侧直寸	
	外踝尖至足底	3寸	足外侧直寸	

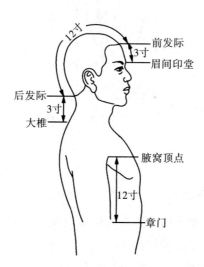

图 2-17　骨度折量寸（头部）

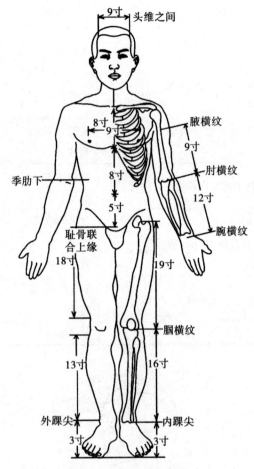

图 2-18 骨度折量寸（正面）

二、体表标志法

体表标志法是根据人体体表自然标志取穴的一种方法，分为体表固定标志法和体表活动标志法两种。

1. 体表固定标志法

固定标志是指直接在体表能看到或能触及的标志，如五官、毛发、手

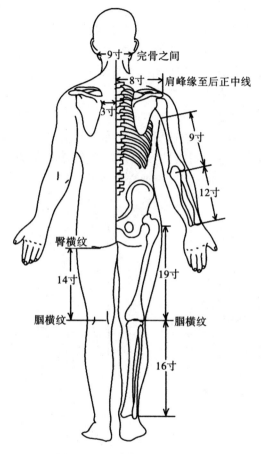

图2-19　骨度折量寸（背面）

指甲和脚趾甲、乳头、肚脐、骨节凸起或凹陷处、肌肉隆起部位等。利用这些标志可直接选定腧穴，如鼻尖高点取素髎穴、眉毛的中央取鱼腰穴、两眉中间取印堂穴、两乳之间取膻中穴、脐中取神阙穴等。

2. 体表活动标志法

活动标志是指进行一定的活动使组织、器官处于特定的位置后，在体表看到或触及的标志。可利用这些标志定取腧穴，如进行咀嚼动作时，在咬肌隆起的高点处可取颊车穴等。

3. 手指同身寸法

指寸定位法又名手指比量法、指寸定位法，因人的手指与身体其他部位有一定的比例关系，因而先确定手指一定部位的长度，再在骨度分寸的基础上，用手指比量取穴。用这种方法取穴时，须用患者自身的手指作为标准，所以称为"同身寸"。常用的有以下4种。

（1）中指同身寸法：中指屈曲时，以中指中节内侧两端纹头之间的距离作为1寸（图2-20）。本法适用于四肢取穴的直寸及背部取穴的横寸。

（2）拇指同身寸法：拇指伸直时，以拇指指间关节横纹的宽度作为1寸（图2-21）。本法适用于四肢部取穴的直寸。

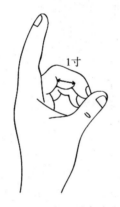
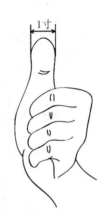

图2-20 中指同身寸法　　　图2-21 拇指同身寸法

（3）横指同身寸法：横指同身寸法又称"一夫法"，将患者的示指、中指、环指和小指并拢，以中指中节横纹处为准，四指的宽度作为3寸（图2-22）。本法多用于下肢、下腹部的直寸和背部的横寸。

（4）二横指（示、中指）同身寸法：是将示指、中指并拢，以中指中节横纹处为准，二指的宽度作为1.5寸（图2-23）。本法多用于下肢、下腹部的直寸和背部的横寸。

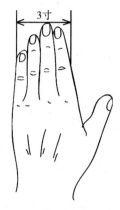

图 2-22 横指同身寸法

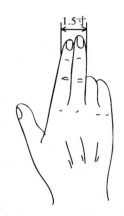

图 2-23 二横指同身寸法

运用指寸定位法时，应注意不同的指寸有其不同的运用范围，不能以一种指寸遍用于周身。其次，必须在骨度分寸法的基础上运用指寸法，当两者出现抵触时，应以骨度分寸法为准。

三、简便取穴法

简便取穴法是临床上常用的一种简便易行的腧穴定位方法，常作为一种辅助方法使用，只适用于少量腧穴的测量定位。如两手虎口自然平直交叉在示指尽端到达处取列缺；立正姿势，垂手中指端取风市；手半握拳，以中指的指尖切压在掌心的第二横纹上取劳宫穴等。

第三章　常见病的指压疗法

第一节　内科常见病的指压疗法

一、感冒

感冒是由病毒或细菌引起的上呼吸道感染性疾病。男女老幼均易感染，一年四季皆可发病，以冬春寒冷季节多见，气候骤变时发病增多，受寒冷、淋雨等可诱发。若不及时治疗，可发展或诱发其他疾病，如气管炎、肺炎、心肌炎等。

一般将感冒分为普通感冒和流行性感冒两种。普通感冒发病散在，症状较轻，是因外邪侵袭人体所致，全年皆可发病，尤其在冬春季节，一般数天即愈。流行性感冒在一个时期内可在人群中大面积流行，症状较重，中医称为时行感冒或时行疫气。中医称为伤风或感冒；风寒、风热、暑湿三种证型。

【临床症状】

（1）风寒型：发热、畏寒、头痛、全身骨节痛、流清涕、无汗、喉痒咳嗽，痰稀色白，舌淡苔薄，脉浮紧。

（2）风热型：咽干或疼痛、咳嗽、痰多且黄而黏稠，多以发热为主，不畏寒、头痛、口干、舌边尖红，苔薄黄，脉浮数。

（3）暑湿型：身热不扬，微恶风，汗出不畅，头晕胀重，肢节酸重，痰黏涕浊，胸闷恶心，苔黄而腻，脉濡数。

【有效穴位】

印堂、太阳、风池、大椎、风门、迎香、少商、鱼际、肺俞、膻中、太渊、丰隆（图3-1）。

【指压方法】

（1）患者取坐位，施术者用拇指指腹点揉印堂、大椎、风门各1分

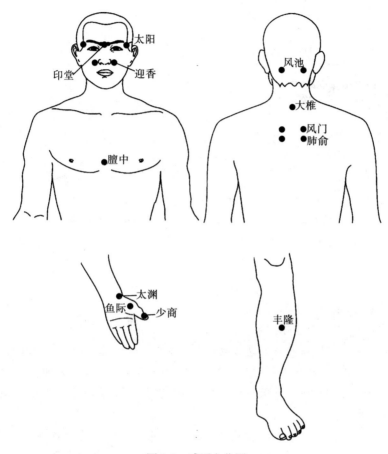

图 3-1 感冒穴位图

钟，双侧太阳1分钟，双侧风池2分钟，用手法较重的泻法，使患者微微出汗为佳（图3-2、图3-3）。

（2）鼻塞流涕者，加点揉双侧迎香；咽喉肿痛，加掐少商、鱼际；咳嗽痰多，用泻法点按肺俞、膻中、太渊、丰隆。

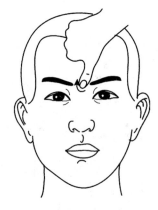
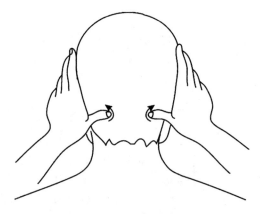

图 3-2　点揉印堂　　　　　　　　　图 3-3　点揉风池

爱心贴士

（1）流行感冒季节做好自我预防保健工作，如擦耳轮（擦热为止），每日 2 次；点按合谷穴，每日 2 次，每次 3 分钟。

（2）注意劳逸结合，坚持锻炼身体，增强体质，提高身体免疫力。

（3）老年人要多吃些禽蛋、鱼类、瘦肉、豆制品等富含蛋白质的食物，以及含纤维、维生素较多的食物，平时还要多喝水。

（4）室内应经常开窗通风换气，保持适宜的温度。

（5）感冒属于上呼吸道感染，多与某些传染病的先驱症状相似，在治疗前应当仔细辨别，以防误诊、误治。

（6）注意防寒保暖，在季节交替时要酌情添减衣物。

二、哮喘

哮喘是一种发作性的呼吸道过敏性疾病，一年四季均可发病，秋冬季节多见。以突感胸闷气促、呼吸困难、张口抬肩、鼻翼扇动、喉中痰鸣、不能平卧为主症。

现代医学认为，本病多因吸入或接触外源性过敏源，如花粉、灰尘、兽毛、螨虫等所引起。中医学认为，哮喘的基本原因是有痰饮内伏，在气候变化、饮食失宜、情绪波动、劳累过度时诱发。

哮喘可分为实证和虚证两大类型，实证多见于初起，因外感风寒或风热而发；如反复发作，病久则转为虚证，可累及肺、脾、肾、心；若虚证在急性发作时，也可出现本虚标实的症候。

【临床症状】

（1）实证

①外寒内饮：多发于秋冬寒冷季节，呼吸困难，喉中痰鸣，痰稀色白，咯吐不易，恶寒无汗，头身疼痛，苔白滑，脉浮紧。

②痰热阻肺：咳喘气粗，鼻煽，痰稠色黄，咯吐不爽，面红身热，汗出恶风，口渴烦躁，咳引胸痛，苔黄腻，脉浮数或滑数。

（2）虚证

①肺虚：喘促，短气乏力，咳声低弱，自汗恶风，或鼻塞喷嚏，咽喉不利，舌淡，脉弱无力。

②脾虚：咳喘痰多，面白食少，脘痞倦怠，便溏泄泻，舌胖苔厚，脉缓滑或濡。

③肾虚：喘促日久，动则喘甚，呼多吸少，气不得续，形瘦自汗，神疲畏冷，舌淡，脉沉细。

【有效穴位】

大椎、定喘、肺俞、天府、足三里、丰隆（图3-4）。

【指压方法】

（1）患者取坐位，施术者一手拇指指端用力点按大椎、定喘、肺俞、天府，各半分钟（图3-5）。

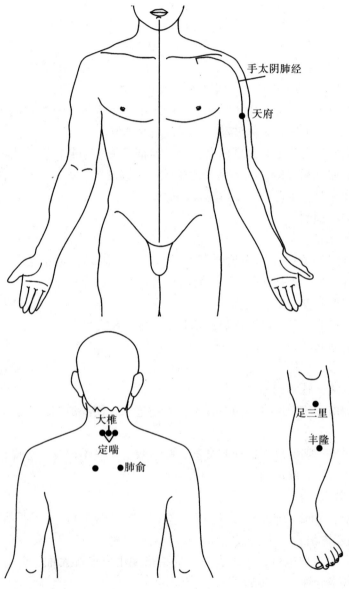

手太阴肺经

天府

大椎

定喘

肺俞

足三里

丰隆

图 3-4　哮喘穴位图

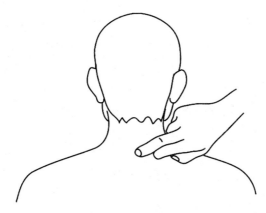

图 3-5 点按大椎

（2）取仰卧位，术者一手拇指指端用力按揉足三里、丰隆，各半分钟。

爱心贴士

（1）气候变化时，注意保护呼吸道（鼻、气管、咽喉），做好防寒保暖工作，避免感冒和受凉。

（2）寒喘者不宜吃生梨、芹菜、荸荠等寒冷之品。热喘者不宜食羊肉、鹅肉、辣椒、胡椒、姜、桂、八角、茴香等辛辣燥热食物。

（3）发作严重或哮喘持续状态，应配合药物治疗。

（4）对于嗜烟者，劝其戒烟或尽可能少抽烟，否则影响疗效。

三、支气管炎

支气管炎是指气管、支气管黏膜及其周围组织的慢性非特异性炎症。有外感（急性）和内伤（慢性）之分，一年四季皆可发病，以春冬两季为常见。其中，慢性支气管炎是由细菌和病毒感染或环境刺激引起的气管和支气管炎症。以咳嗽、咯痰或伴有喘息以及反复发作为主要特点。中医认为与肺、脾、肾三脏功能失调有关，咳嗽气喘，肺气上逆，为肺气失降所致，急性期迁延致慢性则易致虚症。

【临床症状】

（1）外感（急性）：鼻塞、喉痒干咳、咽痛、畏寒、发热头痛、咳嗽常持续数周而愈。

（2）内伤（慢性）：常反复发作，早、晚咳嗽加重，白色稀薄或黏稠痰多且不易咳出。

【有效穴位】

扶突、天突、中府、云门、天府、侠白、尺泽、孔最、经渠、鱼际、大椎、风门、灵台、身柱、定喘（图3-6）。

【指压方法】

（1）用拇指指腹点按扶突、天突，各1分钟，再依次点按中府、云门、天府、侠白、尺泽、孔最、经渠、鱼际，各1分钟（图3-7、图3-8）。

（2）点揉大椎2分钟；点按灵台、身柱、定喘，各1分钟。

以上均采用泻法。

（3）用补法点揉风门1分钟。

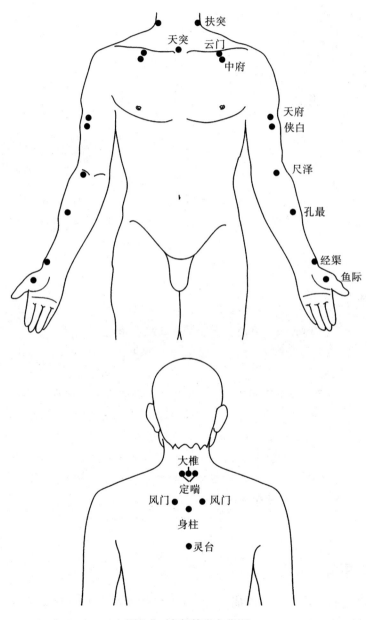

图3-6　支气管炎穴位图

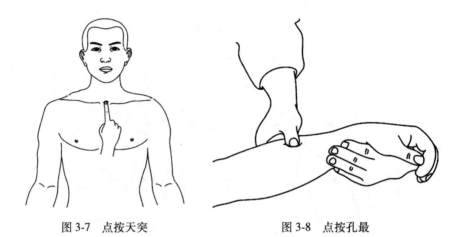

图 3-7　点按天突　　　　　　图 3-8　点按孔最

 爱心贴士

　　（1）戒烟，戒酒，少食辛辣油腻食物。

　　（2）注意防寒保暖，尤其注意保护足部和下肢，冷暖适宜，预防感冒。

　　（3）加强体育锻炼，增强体质，提高身体免疫力。

　　（4）支气管炎患者一定要注意日常的治疗，除了进行点穴、指压或捶击疗法以外，还要配合药物治疗。

　　（5）室内空气流通新鲜，有一定湿度，控制和消除各种有害气体和烟尘。改善环境卫生，加强个人保护，避免烟雾、粉尘、刺激性气体对呼吸道的影响。

四、胃痛

　　中医把胃痛称为"胃脘痛"，是以胃脘部近心窝处经常发生疼痛的症状。常见于急、慢性胃炎或胃及十二指肠溃疡，属器质性病变。此外，因神经功能失调或精神紧张，饮食不当亦可引起胃痛。病因方面，中医学认为胃与脾相表里。肝对脾胃具有疏泄作用，故胃痛常由感受寒凉，饮食生冷，寒邪客胃，脉络急引，气血不通，卒然而痛；或饮食不节，食滞于胃，发生胃痛；或忧思恼怒，肝气不舒，横逆犯胃，导致胃痛；或脾胃阳虚，脉络失于滋养，致使脉络拘急作痛；或胃病久不愈，血脉凝涩，瘀血内结，引起疼痛。

【临床症状】

临床表现以胃脘部疼痛，痛可牵连肩背或兼见胸脘痞闷，恶心呕吐等症为特征。若胃痛暴作，恶寒喜暖，脉弦紧者，则为寒邪犯胃；若脘腹胀痛，嗳腐吞酸，吐后痛减者，为饮食停滞；若胃脘攻撑作痛，痛连胁肋，每因情志因素而作痛者，为肝气犯胃；若胃脘灼痛，烦躁不安，口干口苦，瘀血停滞，胃脘针刺疼痛，痛有定处而拒按，吐血便黑，脉涩者，为肝胃郁热；若胃痛隐隐，口燥咽干，大便干结，舌红少津，脉细数者，为胃阴亏虚；若胃痛隐隐，喜温喜按，得食痛减，泛吐清水，纳差便溏，脉虚弱或迟缓者，为脾胃虚寒。

【有效穴位】

脾俞、胃俞、中脘、足三里、期门、内关、阳陵泉（图3-9）。

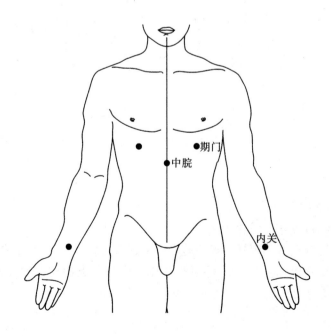

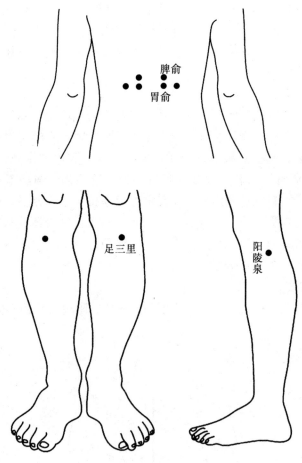

图 3-9 胃痛穴位图

【指压方法】

（1）脾胃虚寒：用揉法施术于穴位，每穴 3~5 分钟。

（2）肝气犯胃：用揉、点法施术于上述穴位，每穴 3~5 分钟。

（3）伤食胃痛：患者取仰卧位，用揉、振、点中脘，然后改为俯卧位，重点揉胃俞、足三里，每穴 5 分钟（图 3-10）。

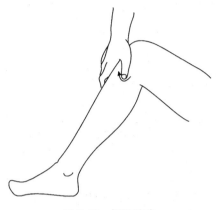

图 3-10 揉阳陵泉

爱心贴士

（1）饮食宜清淡，少食多餐，多吃容易消化的食物。忌生冷、油腻和辛辣食物。

（2）对病程较长，症状时发时止的胃及十二指肠溃疡病，尤其老年人患者，若通过以上治疗方法效果不佳者，即出现明显食欲减退，体重减轻，应及时就医。

（3）注意腹部保暖，避免感受风寒。

（4）日常起居有规律，劳逸结合，保证充足的睡眠。

五、慢性胃炎

慢性胃炎是胃黏膜的非特异性慢性炎症。

慢性胃炎按病理特征一般分为浅表性、肥厚性和萎缩性三类。慢性胃炎病程缓慢，反复发作，多无明显的特异性症状，多表现为无节律性的上腹部饱胀不适、隐隐作痛、胀痛、钝痛、刺痛或烧灼感，食欲不振，恶心欲吐，口苦泛酸，嗳气乏力及消瘦等。

慢性胃炎发病原因有多种，常因急性胃炎治疗不当，久治不愈；或不良的饮食习惯；或因精神紧张，中枢神经功能紊乱而引起胃的反应性异常。

中医学认为胃主受纳，脾主运化，肝主疏泄。慢性胃炎虽病在胃，但与肝脾有密切关系。如过食生冷，损伤脾阳；忧思恼怒，肝失疏泄；饥饱失宜，饮食伤胃等，均可导致慢性胃炎的发生。

【临床症状】

（1）脾胃虚寒：胃脘隐痛，喜温恶寒，按之痛减，空腹痛重，得食稍减，口不渴或喜热饮，大便稀溏，神疲乏力，手足不温，遇寒痛重，舌淡苔白，脉弱。

（2）饮食停滞：胃脘胀痛拒按，不思饮食，嗳气吞酸，或呕吐不消化食物，吐后痛减，大便不爽，或泻下完谷不化，得矢气或便后稍舒，舌苔厚腻，脉滑。

（3）肝气犯胃：胃脘胀痛，窜及胁肋，嗳气不舒，吞吐酸水，得矢气后稍减，遇恼怒痛甚，舌苔薄白，脉弦。

（4）瘀阻胃络：胃痛日久，痛如针刺，固定不移，拒按，吐血，黑便，舌质紫暗，脉涩。

（5）胃阴亏虚：胃脘灼热，隐隐作痛，嘈杂似饥，食少口干，尿黄便干，舌红少津，脉细数。

【有效穴位】

上脘、中脘、气海、关元、足三里、三阴交、膈俞、胃俞、肝俞、胆俞、大肠俞（图3-11）。

【指压方法】

（1）患者取仰卧位，术者先用双手四指顺时针按揉上腹部、中腹部、下腹部，手法宜轻，反复按揉5~10分钟。

（2）用拇指指腹按压上脘、中脘、气海、关元，各3~5分钟（图3-12）。

（3）指压足三里、三阴交，先治疗左侧，再治疗右侧，手法宜重，各3分钟。

（4）取俯卧位，术者用拇指分别指压膈俞、胃俞、肝俞、胆俞、大肠俞，各3~5分钟（图3-13）。

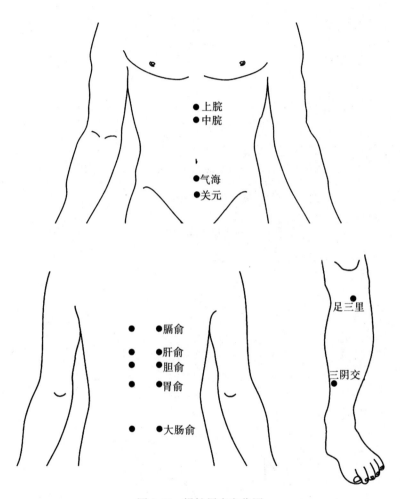

图 3-11 慢性胃炎穴位图

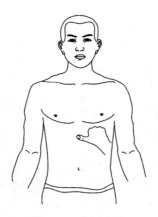

图 3-12   指压中脘

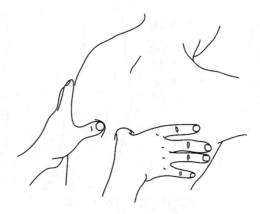

图 3-13   指压肝俞

爱心贴士

（1）日常生活规律，注意劳逸结合。

（2）注意饮食，每日饮食定时定量，选择易于消化的食物，少食多餐，饭菜要细软，多吃含有丰富维生素的食物，如新鲜的蔬菜、水果。

（3）戒烟酒，忌食辛辣食物，不吃对胃肠道有刺激的食物。

（4）平日注意保暖，防止过度疲劳、紧张。

六、呕吐

呕吐是指食物或痰涎等由胃中上逆而出的病症，是消化道疾病中的常见症状，可见于现代医学的急慢性胃炎、神经性呕吐、幽门痉挛、肝炎、胆囊炎、胰腺炎等多种疾病。

中医学认为，呕吐主要是由胃失和降、气逆于上所致，凡外感、内伤，或饮食失节及其他疾病有损于胃者，皆可发生呕吐。晕车、晕船、妊娠初期亦可导致呕吐。

【临床症状】

（1）外邪犯胃：突然呕吐，兼有发热恶寒，头疼身痛，胸腹满闷，苔白脉浮。

（2）饮食停积：呕吐酸腐、脘腹胀满，嗳气厌食，吐后则舒，苔厚腻，脉弦滑。

（3）肝气犯胃：呕吐吞酸，嗳气频作，胸胁满闷，胀痛不舒，苔薄，脉弦。

（4）脾胃虚弱：饮食稍有不慎或稍觉劳倦即吐，倦怠乏力，眩晕呕吐，喜暖恶寒，面白肢冷，便溏，舌淡，脉虚弱。

（5）胃阴不足：呕吐，时作干呕，口燥咽干，嘈杂似饥，不欲饮食，舌红无苔少津，脉细数。

【有效穴位】

膻中、鸠尾、中脘、内关、脾俞、胃俞、足三里（图3-14）。

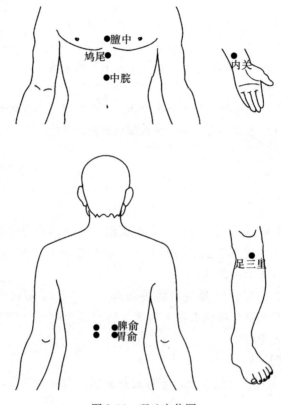

图 3-14　呕吐穴位图

【指压方法】

（1）取正坐位，术者用大鱼际从患者胸前膻中穴起，沿着正中线向中脘穴方向推动，手法宜轻柔缓慢，反复推动 20 次。

（2）用拇指轻按在鸠尾穴上缓慢地按揉，力量要由轻渐重，直到穴位上稍有胀痛感为度。

（3）用拇指按揉两手内关，力量要由轻渐重至有酸胀感，并保持 2 分钟（图 3-15）。

（4）患者俯卧，术者用拇指按揉脾俞、胃俞、足三里，每穴 1 分钟。

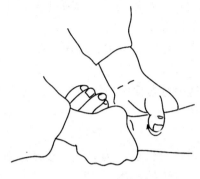

图 3-15 按揉内关

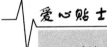

（1）当患者呕吐时家属应轻拍其后背，以免咽下呕吐物。用温开水漱口，并且吐后不能立即进食。

（2）注意饮食卫生，食物应冷热适宜，宜吃易消化的食物。忌暴饮暴食，同时要少食生冷、油腻、刺激性的食物。

七、呃逆

呃逆俗称"打嗝"，是指胃气上逆动膈、气逆上冲，而在喉间呃呃连声，不能自制，甚则影响谈话、饮食、睡眠为主症的病症。呃逆可偶然单独发生，也可见于其他疾病的兼症，呈连续或间歇性发作。现代医学认为，呃逆是因膈肌的不自主间歇性收缩所致，常见于胃肠神经官能症及某些胃肠道、纵隔疾病。

中医学认为，呃逆的发生主要是由胃气上逆所致。因胃处中焦，上连胸膈，其气以通降为顺。不论寒热虚实，某种因素影响到胃气的和降，即会导致胃气上逆而发为呃逆。常将呃逆分为虚、实两大类型。

【临床症状】

声短而频、令人不能自止为主要表现。

（1）实证

①胃中寒冷：呃逆声音沉缓有力，胸脘不舒，得热则减，遇寒更甚，食少便溏，苔白润，脉迟缓。

②胃火上冲：呃逆声音响亮有力，烦渴口臭，喜冷饮，面赤，便秘尿黄，苔黄，脉滑数。

③肝气犯胃：呃逆因情志抑郁恼怒而发作，情绪愉快时缓解，伴见胸闷胁胀，苔薄白，脉弦。

（2）虚证

①脾胃阳虚：呃逆声音低弱无力，气不接续，面白肢冷，乏力食少，腹胀便溏，舌淡苔白，脉细弱无力。

②胃阴不足：呃逆声音急促断续，口干舌燥，烦渴不安，消瘦颧红，舌红而干，少苔或有裂纹，脉细数。

【有效穴位】

内关、合谷、天枢、膈俞、肩井、章门（图3-16）。

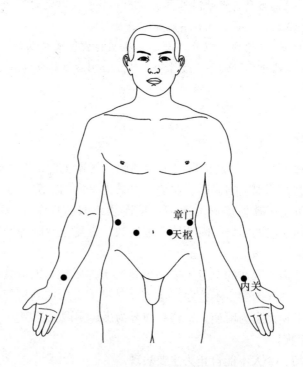

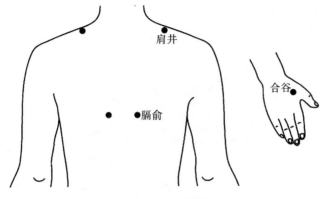

图 3-16　呃逆穴位图

【指压方法】

（1）拇指交替按揉两侧内关，各 1 分钟。

（2）两手交替点压合谷，各 1 分钟。

（3）以一手示指指端点压天枢 1 分钟，点按时向下方按压，最后轻轻旋摩数次。

（4）双手点按背部膈俞 1 分钟（图 3-17）。

（5）拿肩井 1 分钟。

（6）两手示指、中指着力于章门穴，呼气时向下按压，然后骤然放松吸气，之后反复压放 7 次。

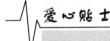爱心贴士

　　（1）少吃易产气的食物，如土豆、面食、豆类。忌食生冷食品，包括生拌凉菜、水果，煎炸等难以消化的食品也不宜多吃。

　　（2）改变狼吞虎咽的吃饭习惯。

　　（3）对患有脏腑重症或危症者，不宜捶击。

　　（4）呃逆有时会作为其他疾病的并发症发生，如出现大汗淋漓、面色苍白、脉搏细速等症状时，应立即送往医院就医。

　　（5）克服不良情绪，坚持锻炼身体。

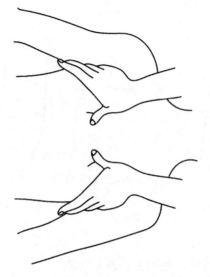

图 3-17　点按膈俞

八、腹痛

腹痛是指胃脘以下、耻骨毛际以上的部位发生疼痛的症状。腹痛病因主要是感受寒、热、暑湿之邪，饮食失节，情志不舒，或素体阳气不足，脾阳不振等导致的气机郁滞，脉络痹阻及经脉失养。以疼痛的部位而言，少腹两胁属厥阴经，这些部位的疼痛多属肝胆病；小腹、脐周属少阴经，这些部位的疼痛多属小肠、肾、膀胱的病；中脘属太阴经，此部位的疼痛多属脾胃病。

【临床症状】

疼痛有时会持续几分钟，有时会持续几小时，疼痛剧烈时患者会不得不将身体缩起来，甚至会呕吐、晕厥等。

（1）脾阳不振：腹痛绵绵，时作时止，喜热恶冷，痛时喜按，饥饿及疲劳时更甚，大便溏薄，神疲，气短，怯寒，舌苔薄白，脉沉细。

（2）饮食停滞：脘腹胀满疼痛，拒按，恶食，嗳腐吞酸，或痛而欲泄，泄后痛减，舌苔腻，脉滑。

【有效穴位】

神阙、气海、关元、中极、足三里、三阴交（图 3-18）。

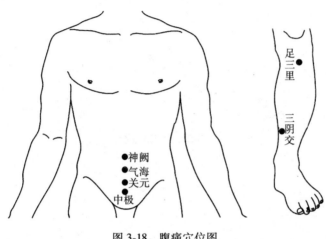

图 3-18　腹痛穴位图

【指压方法】

（1）患者取仰卧位，术者先用右手在腹部采用掌揉法，轻轻地顺时针反复施术 5~8 分钟。

（2）用右手四指指腹为着力点，指压神阙、气海、关元、中极，反复施术 3~5 分钟（图 3-19）。

（3）再指压足三里、三阴交，反复施术 3 分钟（图 3-20）。

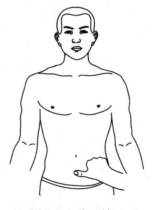

图 3-19　指压关元

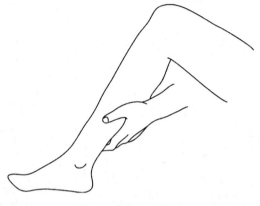

图 3-20   指压三阴交

爱心贴士

（1）腹痛虽然常见，但临证时必须认真检查是否为其他病症的前兆，进行必要的理化检验，除以上治疗手法外可配合药物治疗。

（2）忌过早服用镇痛药。

（3）饮食上忌食牛奶、鸡蛋。

九、腹胀

腹胀一般是由于吃进去会产生气的食物（如豆类、奶类、酒、碳酸饮料等）过多，或是暴饮暴食又遇寒邪引起的。轻度腹胀一般不需要特殊治疗，但遇到持续不能缓解的严重腹胀时，应引起足够重视。

中医学认为腹胀多因饮食失调，起居无节，湿阻气滞，脾胃虚弱及瘀血阻滞经脉等原因引起。

【临床症状】

表现为腹部胀满，可见腹部肿大，叩之如鼓，伴有食欲不振，食少饱闷，嗳腐吞酸，恶心呕吐等症。

【有效穴位】

大横、天枢（图 3-21）。

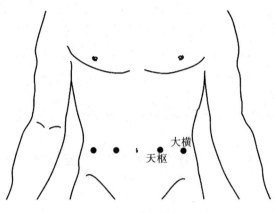

图 3-21　腹胀穴位图

【指压方法】

（1）仰卧位，术者以右手拇指按揉大横、天枢。先指压右侧，再指压左侧，反复指压 3~5 分钟。

（2）再用四指指揉腹部，自胸至腹部，交替反复进行 3~5 分钟。

（3）患者取俯卧位，术者以右手四指为着力点，用四指压脊柱，自上而下，反复压揉 3 分钟。

爱心贴士

（1）少吃易产气的食物，如土豆、面食、豆类。不吃不易消化的食物，改变进食过快的不良习惯。

（2）多吃些顺气食物，如萝卜、茴香、藕、山楂、槟榔等。不过量食用高纤维食物。

（3）多参加户外活动，促进胃肠蠕动，缓解胀气。

（4）克服不良情绪，避免焦躁、忧虑、悲伤、沮丧的情绪。

十、腹泻

腹泻是消化系统疾病中的一种常见病症，是指排便次数多于平时，粪便稀薄，含水量增加，带有不消化物，或含有脓水。可由多种原因引起，如各种肠道感染、食物中毒、胃肠神经官能症、肠道肿瘤。中医认为六淫外邪入侵，脾胃气机受阻，饮食不节，肝气郁结，脾胃虚弱均可导致本病。腹泻有急、慢性之分。

【临床症状】

（1）急性腹泻：多为外感与食伤引起，并伴有发热、恶寒等全身症状，多属实证。

（2）慢性腹泻：多为脾肾不足导致，且反复发作，缠绵难愈，多为虚证。

【有效穴位】

气海、天枢、足三里、脾俞、大肠俞（图3-22）。

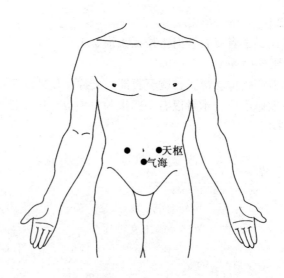

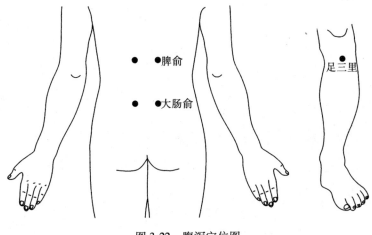

图 3-22 腹泻穴位图

【指压方法】

（1）取仰卧，术者用手掌顺时针摩腹，再用示指、中指在下腹部的气海处作振颤法，时间越长越好。

（2）拇指按揉天枢、足三里、脾俞、大肠俞，各 1 分钟（图 3-23、图 3-24）。

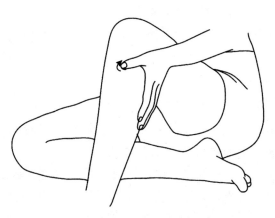

图 3-23 按揉足三里

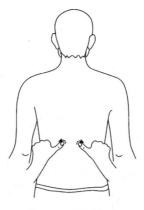

图 3-24　按揉脾俞

爱心贴士

（1）有感染因素的，可同时应用抗生素等药物治疗，如出现脱水和中毒症状时，应及时配合静脉输液等治疗。

（2）加强户外活动，注意气候变化，避免腹部着凉。

（3）注意饮食卫生，不要暴饮暴食，不吃不洁食物。

（4）注意饮水卫生，禁止喝生水。

（5）生活规律，防寒保暖，切记过度疲劳。

十一、便秘

便秘是一种症状，凡大便秘结不通，或排便间隔时间延长，或有便意而排出困难，皆称为便秘。

现代医学认为，便秘的发生多由于食物过于精细，缺少足量纤维素，或生活习惯不当，久坐、久卧及缺少运动，或对排便感经常忽视，缺乏排便刺激，粪便在大肠内停留过久，水分被过量吸收，使粪质干燥难以排出。另外肠梗阻、肿瘤等疾病亦可发生便秘的症状。

中医学认为，便秘虽属大肠传导功能失常，但与脾胃、肝、肾亦有密切关系。凡燥热内结、津液不足或气机郁滞形成的便秘称为实证。而因劳倦内伤、身体虚弱、气血不足而形成的便秘称为虚证。实秘则多见于饮食不节，过食辛热或因热病引起津液不足所致；虚秘多见于孕妇或体虚年迈者。

【临床症状】

（1）肠胃实热：便干尿黄，口渴喜饮，面赤身热，腹痛心烦，舌红苔黄，脉滑数。

（2）血虚肠燥：大便秘结，面白无华，头晕眼花，心慌，舌淡，脉细。

（3）肝气郁滞：大便干结，嗳气不舒，胁腹痞胀，食少易怒，苔薄脉弦。

（4）气虚乏力：大便不一定干硬，虽有便意，但临而则排便困难，努挣乏力，气短汗出，面白神疲，舌淡苔白，脉虚。

（5）阴寒凝滞：大便排出困难，小便清长，面白肢冷，喜温恶寒，腰腹冷痛，舌淡苔白，脉沉迟。

【有效穴位】

大横、天枢、委中、承山（图3-25）。

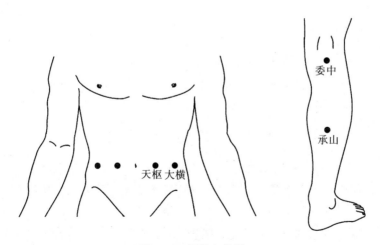

图3-25　便秘穴位图

【指压方法】

（1）患者取仰卧位，术者用拇指点揉大横、天枢，先点揉右侧，后点揉左侧，反复点揉3分钟。

（2）术者用掌按法，以肚脐为中心，反复按揉3~5分钟。

（3）患者取俯卧位，术者用掌根揉脊柱或脊柱两侧3~5分钟，然后指压委中、承山1~3分钟（图3-26、图3-27）。

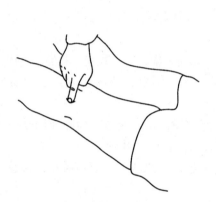

图 3-26　指压委中

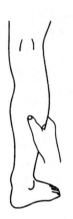

图 3-27　指压承山

爱心贴士

（1）多参加户外活动，增强体质，避免久坐久卧。

（2）按摩腹部，加强腹肌锻炼，促进胃肠蠕动，有助于促进排便。

（3）多吃富含膳食纤维的食物，多吃绿叶蔬菜，适量增加粗纤维食品。

（4）作息规律，养成每日排便的习惯。

（5）便秘多发生在高危人群中，如高血压、脑动脉硬化、冠心病及年老体弱者。治疗时应特别注意患者的反应，疗效不明显时应采用其他疗法，以免发生意外。

（6）保持精神舒畅，配合食疗，如黑芝麻、胡桃肉、松子仁等粉研磨加蜜冲服，对阴血亏虚的便秘有显著疗效。

十二、单纯性肥胖症

单纯性肥胖症是指机体内热量的摄入大于消耗，造成体内脂肪堆积过多，导致体重超常，实测体重超过标准体重 20% 以上，并且脂肪百分率（F%）超过 30% 者称为肥胖。肥胖可见于任何年龄，以 40~50 岁多见，且女性多于男性。

【临床症状】

轻者无明显症状，中、重度肥胖表现有乏力、怕热、出汗，动则气短、心悸，以及便秘、性功能减退。女性可伴有月经不调等症状，部分患者甚至出现水肿。

【有效穴位】

中脘、天枢、气海；极泉、曲池、手三里、内关、外关、环跳、殷门、风市、委中、足三里；命门、肾俞、大肠俞、秩边（图 3-28）。

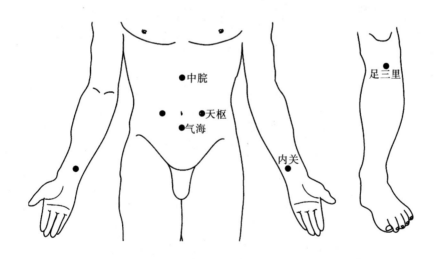

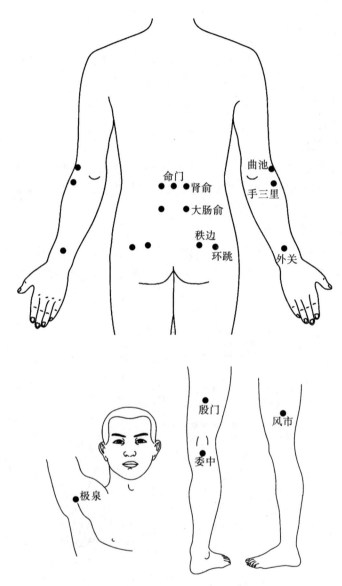

命门
肾俞
大肠俞
秩边
环跳
曲池
手三里
外关
殷门
风市
委中
极泉

图 3-28 单纯性肥胖症穴位图

【指压方法】

（1）取仰卧位，用揉法、点法施术于穴位上。

（2）先用揉法，再用点法施术于穴位上。

（3）用推、揉、点法。两手同时操作，力度由轻到重，用力均匀，每穴 3~5 分钟（图3-29）。

三组穴位每日 1 次，1 次为 1 疗程。

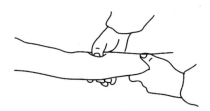

图 3-29　点手三里

爱心贴士

（1）合理饮食，每日三餐定时定量，科学安排每日饮食，饮食不可油腻、过甜和过多，如花生、奶油、甜点、油炸食品。宜适当增食蔬菜和粗粮。

（2）保持良好的生活习惯，根据年龄的不同合理安排自己的睡眠时间，既要满足生理需要，又不能睡眠过多。

（3）以上疗法对腰部和腹部减肥效果突出，当体重减到自己认为较理想的标准后，还要继续治疗一段时间，使体重稳定在一种动态平衡状态。

十三、三叉神经痛

三叉神经痛有时也称为脸痛，容易与牙痛混淆。是一种发生在面部三叉神经分布区内反复发作的阵发性剧烈神经痛，三叉神经痛是神经外科、神经内科常见病之一。多发生于一侧，少数亦有两侧俱发。病变多见于三叉神经第二、三支（上、下颌部）。多数三叉神经痛于 40 岁起病，女性尤多，其发病右侧多于左侧。中医认为感受风寒，痰火之邪，阳明经胃热是发病原因，而以风寒为主。

【临床症状】

在头面部三叉神经分布区域内，发病骤发、骤停，闪电样、刀割样、烧灼样、顽固性、难以忍受的剧烈性疼痛。

如为风寒症多有面部受寒病史，痛处遇寒则甚，得热则缓，鼻流清涕，苔白脉浮；风热症多在感冒发热后发作，痛处有灼热感，口角流涎，目赤流泪，苔黄腻，脉数。

【有效穴位】

头维、阳白、颧髎、下关、颊车、合谷、外关、足临泣、内庭（图 3-30）。

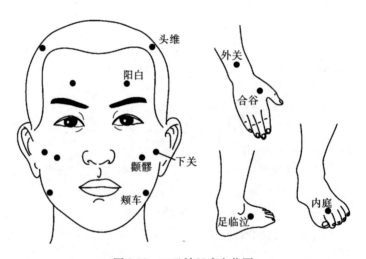

图 3-30　三叉神经痛穴位图

【指压方法】

（1）拇指指腹按揉头维、阳白，用力稍轻，两穴各按揉 2~3 分钟，直至局部出现微胀感为度（图 3-31）。

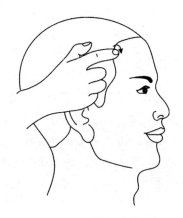

图 3-31　按揉头维

（2）用掐法用力掐按足临泣，每隔 20 秒放松 1 次，反复掐按 20 次。

（3）用拇指掐按合谷，每隔 15 秒放松 1 次，反复掐按 15 次，直至局部出现明显的酸痛感为止。

（4）外关、下关、内庭三穴的治疗方法与合谷穴相同（图 3-32）。

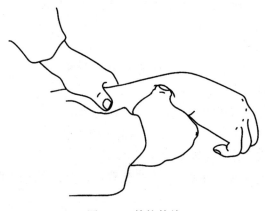

图 3-32　掐按外关

爱心贴士

（1）注意头、面部保暖，避免受冻、受潮，不用太冷、太热的水洗面；不宜疲劳熬夜，应常听柔和音乐，心情平和，保持充足睡眠。

（2）吃饭、漱口、说话、刷牙、洗脸动作宜轻柔。

（3）饮食要有规律，以清淡为主且营养丰富，宜选择质软、易嚼食物。少食肥肉，切不可吃油炸食物，不宜食用刺激性或过酸过甜的食物以及寒性食物等。忌吸烟、喝酒。

（4）积极对牙髓、牙体、牙周以及根尖周疾病进行治疗。

十四、肋间神经痛

肋间神经痛是指胸神经根或肋间神经由于各种原因受损而产生的一种胸部肋间或腹部带状区疼痛综合征，是临床常见病之一，分为原发性和继发性两种。

【临床症状】

常在肋间神经分布区出现针刺样或刀割样疼痛，发作频繁。在咳嗽、喷嚏或深呼吸时疼痛加剧，有的可放射至背部及肩部，疼痛部位的皮肤感觉过敏，相应的肋间骨边缘有压痛感。

【有效穴位】

支沟、内关、外关、期门、肝俞、太冲（图3-33）。

【指压方法】

（1）拇指指端置于支沟穴上，其余四指置于该穴背面，拇指用力捏按支沟穴，每隔20秒放松1次，反复捏按5~7分钟。

（2）太冲穴操作手法同支沟穴。

（3）拇指指腹置于内关，示指指腹置于外关，两指用重力捏按，每隔20秒放松1次，反复捏按5~7分钟。

（4）以轻手法用拇指指腹按揉期门，3~5分钟。

（5）用拇指指腹用力按压肝俞，每隔20秒放松1次，反复按压3~5分钟。

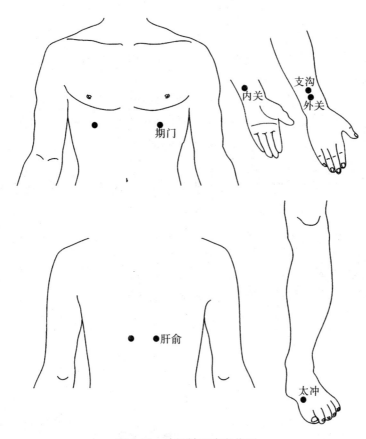

图 3-33　肋间神经痛穴位图

爱心贴士

（1）本病致病因素很多，治疗时应先查明病因，审因论治。

（2）指压疗法对感染、轻度外伤及精神因素引起的肋间神经痛疗效显著，但对肿瘤等严重的器质性病变引起的病痛效果不理想，必须配合其他疗法对症治疗，以增强疗效。

十五、神经衰弱

神经衰弱属于神经官能症的一种，是一种常见的慢性功能性疾病。其致病原因是由于大脑神经活动长期处于紧张状态，导致大脑兴奋与抑制功能失调而产生的一组以精神易兴奋、脑力易疲劳、情绪不稳定等症状为特点的神经功能性障碍。多发于脑力劳动的中青年人，且多与个体素质有关，社会心理因素也是神经衰弱的主要病因。

【临床症状】

临床症状主要有失眠、多梦、头痛、头晕、记忆力减退、注意力不集中、自控能力减弱，易激动。同时还伴有心慌气短、易出汗、食欲不振、情绪低落、精神萎靡，或性情急躁、情绪不稳，全身不适。部分患者还可出现遗尿、阳痿、遗精、月经不调等。

【有效穴位】

百会、印堂、风池、神门、三阴交（图3-34）。

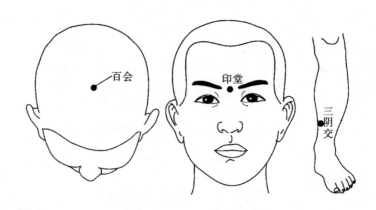

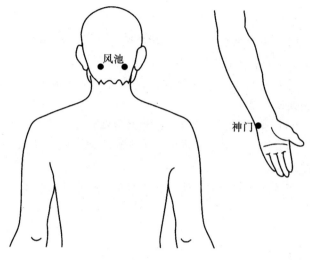

图 3-34 神经衰弱穴位图

【指压方法】

先揉百会，再用双手拇指从印堂各向头额部推压，再以双手拇指或示指指腹按压双侧风池、神门、三阴交，每穴按压 1~2 分钟，然后再重复揉压 1 次。每日或隔日 1 次，5 次为 1 疗程（图 3-35）。

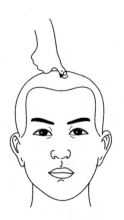

图 3-35 揉百会

爱心贴士

（1）神经衰弱患者在平时应进行自我心理调节，减少压力，要心胸宽广，不能自寻烦恼。

（2）建立规律的生活方式，注意劳逸结合。可尝试音乐疗法，放松心情。

（3）多进行户外活动，接触大自然，进行适当的体育锻炼。

（4）长期严重的神经衰弱，并伴有严重的精神负担时，建议心理疏导。

（5）树立正确的人生观，不断提高对生活的信心与勇气。

十六、失眠

失眠是指经常性不易入睡或睡不深熟为特征的一种病症，绝大多数是心理、社会因素造成的，少数是由脑、躯体和精神病引起的。轻者难以入睡或睡后易醒，醒后不能再睡，或多梦纷纭，睡而不酣；重者可彻夜不眠，并伴有头晕、头痛、健忘、心悸等症。常见于现代医学的神经衰弱、神经官能症、更年期综合征、高血压、动脉硬化及某些精神疾病。中医学认为，思虑劳倦，内伤心脾；阴虚火旺，心肾不交，肝郁化火，胃气不和等很多因素均可引起失眠。

【临床症状】

（1）心脾两虚：入睡困难，多梦易醒，心悸健忘，神疲多汗，面色无华，头晕目眩，脘痞便溏，舌淡苔薄，脉细弱。

（2）阴虚火旺：心烦不寐，头晕耳鸣，手足心热，口干咽燥，腰酸梦遗，惊悸健忘，舌红，脉细数。

（3）胃中不和：失眠头重，痰多脘闷，嗳气厌食，恶心吞酸，心烦口苦，或脘腹胀满，大便不爽，苔厚腻，脉滑。

（4）肝火上扰：头晕胀痛，难以入睡，烦躁易怒，目赤耳鸣，咽干口苦，喜饮，尿黄便结，舌红苔黄，脉弦数。

（5）心胆气虚：失眠多梦，易惊醒，心悸胆怯，气短倦怠，小便清长，舌淡，脉弦细。

【有效穴位】

神门、三阴交、内关、太冲、安眠（图 3-36）。

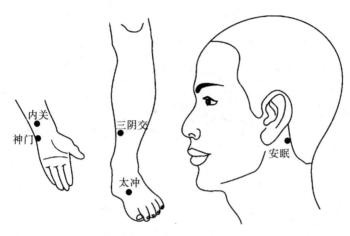

图 3-36 失眠穴位图

【指压方法】

（1）拇指指端轻按神门，持续 2～3 分钟，以局部出现微胀感为度（图 3-37）。

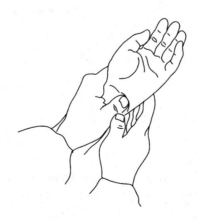

图 3-37 按神门

（2）拇指指腹轻按三阴交 2~3 分钟，后改用揉法指压该穴 3~5 分钟。

（3）拇指指腹轻按内关 2~3 分钟（图 3-38）。

（4）用掐法施术于太冲 1 分钟，直至局部出现较强酸胀感为止。

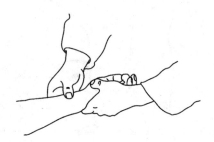

图 3-38 按内关

爱心贴士

（1）作息规律，戒烟酒，加强锻炼，劳逸结合。

（2）创造有利于入睡的条件，如睡前半小时洗热水澡、泡脚、喝杯牛奶。不要吸烟、饮酒、喝茶以及咖啡，避免看有刺激性的书和电视节目。

（3）限制白天睡眠时间，除老年人白天可适当午睡或打盹片刻外，应避免午睡或打盹，否则会减少晚上的睡意及睡眠时间。

（4）每日用温水洗脚。

（5）心情乐观，避免情绪波动。

十七、头痛

头痛是指整个头部或头的前、后、偏侧部位疼痛的自觉症状，可见于现代医学内、外、神经、精神、五官等科疾病，病因病机十分复杂。头痛是临床上常见的病症之一，主要由于精神、情绪等因素或各种压力引起，病程漫长。

中医学认为，头为诸阳之会，为精明之府，不论外感、内伤，都可通过经络气血影响到头部而引起疼痛。常见的如外感于风寒、风热，或内伤于气血亏虚、血瘀、痰浊、肝阳、肾虚等，均可导致头痛的发生。

【临床症状】

（1）外感风寒：头痛，恶风寒，痛连项背，遇风加剧，得暖则缓，可伴见鼻塞声重，口不渴，苔薄白，脉浮紧。

（2）外感风热：头部胀痛，痛甚如裂，遇热加重，发热恶风，面赤咽痛，口渴喜饮，尿黄便秘，舌红苔黄，脉浮数。

（3）肝阳上亢：头痛眩晕，痛连巅顶两颞，心烦易怒，失眠多梦，面红目赤，口苦舌红，脉弦有力。

（4）痰浊中阻：头痛昏重，胸脘满闷，呕恶食少，或吐痰涎，身重便溏，苔白腻，脉滑。

（5）气血亏虚：头痛隐隐，劳累加重，或见头晕，神疲乏力，失眠多梦，心悸怔忡，食欲不振，面色无华，舌淡苔白，脉细无力。

（6）瘀血阻滞：头痛日久，固定不移，痛如针刺，或头有外伤，记忆减退，视物昏暗，舌紫黯，或见瘀斑，脉细涩。

（7）肾精不足：头痛虚空，眩晕健忘，耳鸣脱发，腰膝酸软，遗精失眠，女子带下，舌红脉细。

【有效穴位】

印堂、太阳、合谷、外关、肩井、风池、大椎、太渊、涌泉（图3-39）。

【指压方法】

（1）取坐位，先用泻法点揉印堂、太阳、合谷，各1分钟。

（2）用补法点揉外关1分钟。

（3）捏拿肩井，使微微出汗为度。

（4）点揉风池2分钟，大椎1分钟。

（5）用泻法点按合谷1分钟，点揉太渊、涌泉，各1分钟（图3-40、图3-41）。

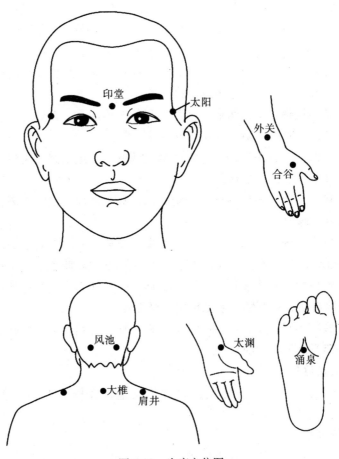

图 3-39 头痛穴位图

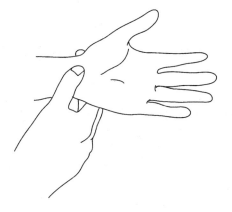

图 3-40　点揉太渊

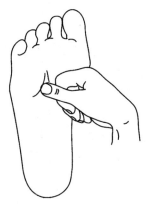

图 3-41　点揉涌泉

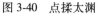

爱心贴士

（1）头痛的发生多与情绪有关，故患者应放松心情，防止情绪紧张、焦虑和精神疲劳。

（2）适当参加体育锻炼，增强体质，同时注意保暖，以抵抗外邪入侵。

（3）饮食清淡，不食肥甘之品，戒烟酒。

（4）遇高血压头痛者，伴有肢体麻木，舌根发硬，应预防脑血管意外的发生，治疗时不宜强刺激。

（5）经常头痛且伴有眩晕者，尤其有急性发作，剧烈呕吐，应排除高血压危象，结合中西药物治疗是必要的。

十八、眩晕

眩晕是中老年人多发病。眩是眼花、眼前发黑；晕是头晕、头重脚轻、天旋地转，如坐舟船，两者并见，称为眩晕。

眩晕症状，轻者闭目即止；重者如坐舟车，旋转不定，站立不稳；严重的可伴有恶心、呕吐等症状。可由高血压、脑动脉硬化、贫血、神经官能症、耳源性眩晕等疾病所致。

中医认为，眩晕多与肾水不足，水不涵木，致肝阳上扰而发病；或因心脾亏虚，气血不足，脑海空虚；也有脾胃虚弱，运行失职，湿阻生痰，上蒙清窍而致者。

【临床症状】

（1）肝阳上亢：眩晕每因烦劳或恼怒而增剧，面有潮红，气躁易怒，少寐多梦，耳鸣、腰酸膝软，五心烦热，舌质红，脉细数。

（2）痰湿中阻：眩晕，头重如蒙，胸膈痞闷，恶心呕吐，少食多寐，舌苔白腻，脉滑。

（3）气血不足：头晕目眩，面色苍白，唇白不华，心悸少寐，神疲乏力，劳累即发，舌质淡，脉细弱。

【有效穴位】

太阳、翳风、哑门、完骨、外关、风池、天柱、太冲、关元、气海、中脘、天枢、丰隆（图3-42）。

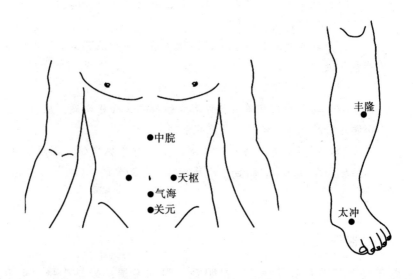

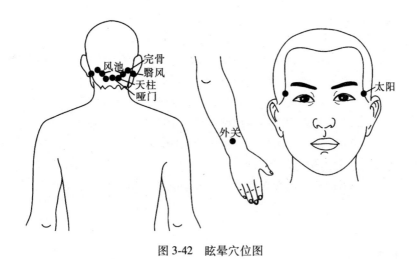

图 3-42 眩晕穴位图

【指压方法】

（1）患者取坐位，术者以拇指指腹用补法点揉太阳 1 分钟；用泻法点按翳风 1 分钟，用补法点揉哑门 1 分钟；用泻法点按完骨 1 分钟；用补法点揉外关 1 分钟。

（2）肝阳上亢型眩晕：加点揉风池、天柱、太冲，各 1～3 分钟。

（3）气血亏虚型眩晕：加用一指禅推法或揉法在关元、气海穴施术，各 1～3 分钟。

（4）痰湿中阻型眩晕：加点按中脘、天枢、丰隆，各 1～3 分钟（图 3-43）。

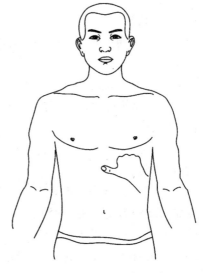

图 3-43 点按中脘

爱心贴士

（1）头部指压治疗时，应固定患者头部，不要使头部晃动，防止头晕加重。

（2）眩晕急性发作时及症状严重者，应及时就医。

（3）气血亏虚而致的眩晕症，治疗时应使用补法手法。

（4）注意劳逸结合，保证充足睡眠。

（5）保持心情愉快，乐观。

（6）应与高血压危象、脑血管痉挛、脑肿瘤相鉴别。

十九、中暑

中暑属"暑证"范畴，是指夏日酷暑炎热之季，感受暑热或暑湿秽浊之气，致使邪热郁蒸，逼汗外出而耗伤气阴。临床上可分为轻症和重症两种。

【临床症状】

（1）轻者头痛、眩晕、胸闷、恶心、口渴、无汗高热、烦躁、全身乏力或酸痛。

（2）重者除上述症状外，可出现面色苍白，汗多肢冷，心慌气短，甚则神志不清，猝然昏迷，四肢抽搐等。

【有效穴位】

人中、内关、合谷、太冲、大椎、风池、肩井（图3-44）。

【指压方法】

（1）用拇指指端掐按患者人中及两手内关、合谷，两足太冲，以患者苏醒或症状减轻为度（图3-45）。

（2）拇指按揉大椎1~2分钟。

（3）拿双侧风池半分钟，拿双侧肩井30次，手法宜轻柔。

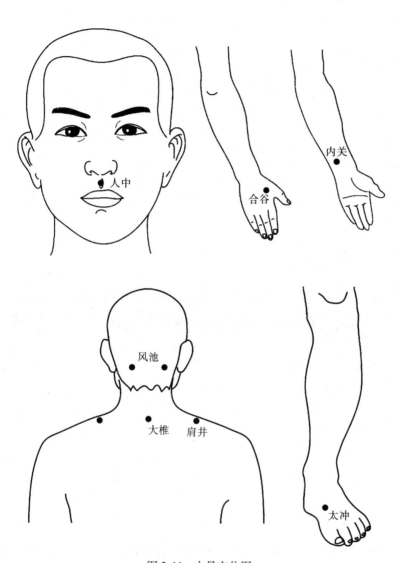

图 3-44 中暑穴位图

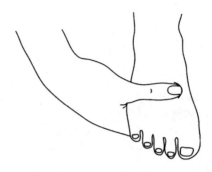

图 3-45　按太冲穴

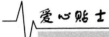

（1）中暑发生后，应将患者立即移至阴凉通风处，脱去患者衣服，平卧休息，吹送凉风并喷以凉水或以凉湿床单包裹全身等物理疗法辅助降温。

（2）有的患者伴有发热或腹泻的情况，这时要特别注意给水，勿使身体水分丧失过多而导致脱水。

第二节　外科常见病的指压疗法

一、腕部疼痛

风湿、类风湿、劳累、外伤等各种原因都可造成腕关节疼痛。其中腕关节肌腱炎、腕关节扭伤、腕管综合征、腕关节腱鞘囊肿、手舟骨骨折等是由于外伤所致的腕关节疼痛。易导致腕关节扭伤的运动有冲击性的体育运动，如体操、举重、溜冰、滑板、踢足球、打篮球等，容易造成腕关节急性损伤；而腕关节慢性损伤多是和上肢不正确的训练动作或负重运动有关系。除比较严重的手舟骨骨折需及时送往医院进行治疗外，其他各类病症都可通过穴位指压疗法来缓解症状。

【临床症状】

轻者腕部疼痛、无力，重者肿胀、疼痛、压痛，活动功能受阻或障碍，或有瘀斑。

【有效穴位】

外关、内关、后溪、合谷、曲池（图 3-46）。

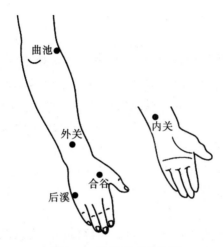

图 3-46　腕部疼痛穴位图

【指压方法】

（1）拇指与示指分别同时置于外关和内关上，用较重力捏按，每隔 20 秒放松 1 次，反复捏按 2~3 分钟。

（2）用较重力以拇指指尖掐按后溪、合谷、曲池，每隔 20 秒放松 1 次，每穴反复捏按 1~2 分钟（图 3-47）。

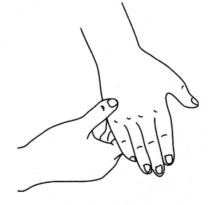

图 3-47　掐后溪穴

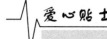

（1）在治疗期间避免提重物，以免加重病情。

（2）疼痛严重时可使用冰敷的物理疗法，减轻疼痛。

（3）急性期需制动休息，可采用热敷进行治疗。

二、肩周炎

肩关节周围炎简称"肩周炎"，是肩关节囊和关节周围软组织的一种慢性退行性无菌性炎症。因其多见于 50 岁左右，故又称为"五十肩"，女性多于男性。因多由于漏肩感受风寒所致，又称为"漏肩风"；后期因肩关节病变组织产生粘连，活动功能障碍严重，故又称为"肩凝"、"冻结肩"等。现代医学对本病的原因尚不十分明确。中医学认为是因年老体虚，肝肾不足，气血亏虚，血不养筋，复因感受风寒或外伤劳损，使气血阻滞，经络不通，筋脉拘急而发病。

【临床症状】

本病主要症状为肩部弥散性疼痛，日轻夜重，夜间有时可被痛醒。疼痛由初期的阵发性，常因天气变化及劳累诱发，逐渐发展为持续性疼痛。肩部受牵拉或碰撞后可引起剧痛，不能向患侧侧卧，早晨起床时患肩稍事活动后，疼痛反能减轻。肩关节各个方向的主动活动和被动活动均受限，尤以外展、内旋及后伸功能受限严重。特别当患肩外展时出现典型的"扛肩"现象，不能完成梳头、叉腰、穿衣、系腰带等动作。本病症状早期以疼痛为主，后期以功能障碍为主。日久可发生失用性肌肉萎缩，以三角肌最为明显。

【有效穴位】

肩井、肩髃、肩贞、尺泽、曲池、条口、后溪、申脉、膈俞、内关（图 3-48）。

【指压方法】

（1）拇指指腹揉压肩井、肩髃、肩贞各 1~3 分钟（图 3-49）。

（2）后伸困难者指压尺泽 1~3 分钟。

（3）肩臂上举困难者指压曲池、条口各 1~3 分钟（图 3-50）。

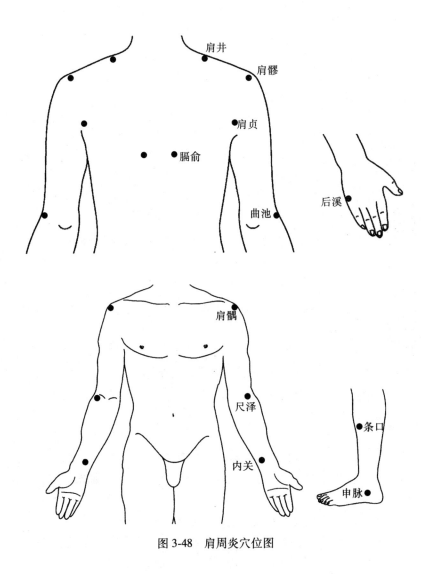

图 3-48　肩周炎穴位图

（4）内收困难者指压后溪、申脉 1~3 分钟。

（5）外展困难者指压膈俞、内关 1~3 分钟。

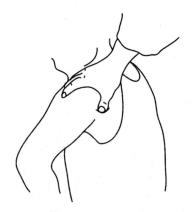

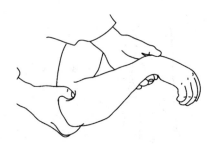

图 3-49 指压肩贞穴   图 3-50 指压曲池穴

爱心贴士

（1）减少肩关节剧烈活动。急性期不适合进行肩关节主动外展活动，治疗期间应加强功能锻炼，肩部应注意保暖，避免过度劳累。

（2）纠正不良姿势，对于经常伏案、双肩经常处于外展工作的人，应注意调整姿势，避免长期的不良姿势造成慢性劳损。

（3）在发作期间应避免提抬重物，减少肩部活动，促使疼痛缓解。

（4）睡觉时应尽量避免患侧肩部长时间受压。

（5）肩周炎多发生在50岁左右的妇女，这个年龄段的妇女经常合并骨质疏松症，骨质抗击能力较弱，所以在捶击手法上不宜过强，以平补平泻为主。

三、腰痛

腰痛是指腰部一侧或两侧疼痛。素体禀赋不足、久病体虚、年老精血亏衰、房劳过度等，从而导致肾脏精血亏损，无以濡养经脉，是发生腰痛的主要原因。坐卧冷湿之地、涉水冒雨、身劳汗出、衣着冷湿等，寒湿滞留经脉，或跌扑闪、挫使经脉受损都可使气血运行受阻而发生腰痛。西医学将腰痛分为急性腰扭伤和慢性腰痛两类。急性腰扭伤又称"闪接"，多因外力导致腰部软组织损伤，慢性腰痛的病因很多，但大多由于腰背部软组织慢性劳损引起。

【临床症状】

常伴腰部酸痛，时轻时重，有时向四周及下肢扩散，疼痛常在受凉、阴雨天时加重。

【有效穴位】

肾俞、关元俞、志室、腰眼（图 3-51）。

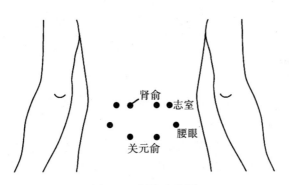

图 3-51　腰痛穴位图

【指压方法】

施术者用补法指压肾俞、关元俞、志室、腰眼，先揉后压，每穴 3~5 分钟。每日或隔日 1 次（图 3-52）。

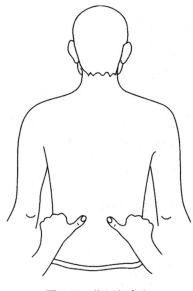

图 3-52　指压肾俞穴

爱心贴士

(1) 对肾俞的弹打不能用泻法，治疗腰痛剧烈者，可用局部阿是穴施行弹打泻法。

(2) 风湿或类风湿腰痛患者，要结合药物治疗。

(3) 注意劳逸结合，适度休息。

四、足跟痛

足跟痛是由于急性或慢性损伤所引起的足跟着力部分以疼痛为主的病症。发病可由 1 次外伤引起。如走路时，足跟踩着一小石块，或下坡时用力过猛足跟着地，都可发生。但多数患者并无明确的外伤史，逐渐发现足跟痛。

足跟痛是中老年人的多发病。根据体征一般易于诊断，X 线摄片有助于鉴别诊断，排除跟骨的其他疾患。中医学认为，腰为肾之府，肾与膀胱相表里，足太阳经脉循行经过腰背部，若肾气虚衰，足太阳膀胱经脉失调或经络闭塞不通，即可造成足跟痛。治疗则以通经活络，舒筋止痛为主。

【临床症状】

患者均表现为足跟着力部分急性疼痛，不敢走路，尤其是在平路上更不敢行走，局部微肿，压痛明显。初期，每于晨起踏地时痛重，稍活动后则痛减，休息后再走则疼痛增剧。病程日久，则可在跟骨结节负重面产生骨质增生——跟骨刺，使症状加重，变为持续性疼痛，重者每走一步则痛得难以忍受，或每因走不平路或踩一小石块，或走路稍多则痛加剧。检查时可发现足跟着力部软组织坚韧肥厚、压痛，以足跟的前中央部最为明显，小腿内侧有痛线。有跟骨刺时，可触到高突之硬结，有时可发现局部软组织的弹拨音。X线片可发现软组织增厚，成为鸟嘴样跟骨刺。

【有效穴位】

三阴交、昆仑、解溪、承山（图 3-53）。

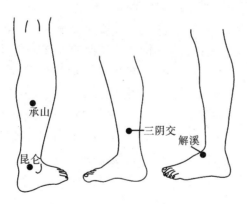

图 3-53　足跟痛穴位图

【指压方法】

（1）患者俯卧位，找到足跟部的压痛点，用掐法在痛点反复施术 3~5 分钟。

（2）指压患足三阴交、昆仑、解溪、承山，每穴 1~3 分钟。

（3）指压患足踝部、足背和足底 3~5 分钟。

（4）按压患侧足跟部 5~10 分钟。

爱心贴士

（1）急性足跟痛应卧床休息，缓解后也应减少行走、站立和负重。

（2）每日指压一次或隔日指压一次，宜穿软底鞋，每天睡前用热水泡足 30 分钟。

五、落枕

落枕又称失枕，是指急性单纯性颈项强痛、颈部活动受限的一种病症，又称颈部伤筋，多因睡觉时体位不当，伤及筋脉，引起筋脉气血凝滞而成。一年四季均可发生，冬春季发病率较高。

本病多见于青壮年，儿童少见，且男性多于女性，老年人则往往是颈椎病变的反应，并有反复发作的特点。轻者 4~5 天即可自愈，重者疼痛严重并牵涉到头部、肩背、上肢，迁延数周不愈。与现代医学的颈肌劳损、颈项纤维组织炎、颈肌风湿、颈椎肥大引起的斜颈等相似。

落枕的病因常为睡眠时枕头过高、过低或过硬，或睡眠体位不适，使颈部的肌肉如斜方肌、胸锁乳突肌、肩胛提肌、斜角肌、颈长肌等遭受长时间过分牵拉，或睡觉时肩颈部感受风寒，或因颈部突然扭转、肩扛重物等，致使部分肌肉扭伤或痉挛，导致局部经脉气血运行不畅，阻塞不通所致。

【临床症状】

（1）气滞血瘀：晨起颈项酸痛，活动不利，头部歪向患侧，活动时疼痛加剧，局部压痛明显，有时可触及硬结，舌暗脉弦。

（2）风寒阻络：颈项肩背酸痛，拘急麻木，可见头痛、恶风怕冷等风寒表证，舌淡苔白，脉浮紧。

【有效穴位】

风池、风府、哑门、天柱、大椎、天宗、肩中俞、肩井、秉风、少泽、后溪、养老、落枕点、京骨、委中、肩外俞（图 3-54）。

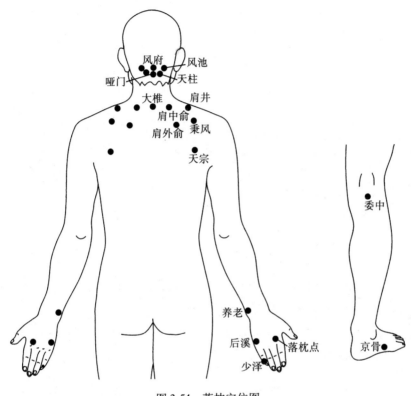

图 3-54 落枕穴位图

【指压方法】

（1）患者取坐位，双手拇指指腹点按风池 2 分钟，点揉风府、哑门各 1 分钟，点按天柱 1 分钟，均用泻法。

（2）然后用泻法点揉大椎 2 分钟。

（3）再用泻法点按颈项部阿是穴、天宗、肩中俞、肩井、秉风，各 1 分钟（图 3-55）。

（4）最后用泻法点按少泽、后溪、养老、落枕点，各 1 分钟（图 3-56）。

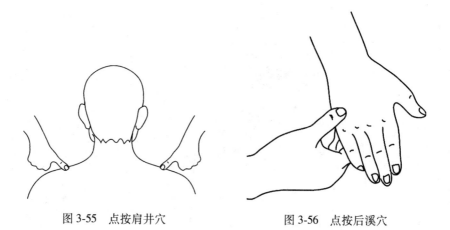

图 3-55　点按肩井穴　　　　　　　图 3-56　点按后溪穴

（5）若头不能抬起及前俯者，应加点京骨、委中，各 2 分钟；头不能左右旋转者加点肩内俞、后溪，各 2 分钟。

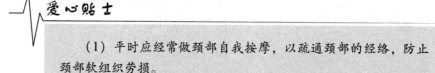

爱心贴士

（1）平时应经常做颈部自我按摩，以疏通颈部的经络，防止颈部软组织劳损。

（2）注意睡姿，枕头不应过高，养成良好的睡眠习惯。

（3）平时注意颈部的保暖和锻炼，睡眠时防风寒侵袭颈项部。

第三节　妇科常见病的指压疗法

一、月经不调

月经不调是指妇女的月经周期或经量出现异常，是常见的妇科疾病。

以月经周期改变为主的有月经先期、月经后期、月经先后无定期、经期延长等；以经量改变为主的有月经过多、月经过少等。在经期、经量改变的同时，还可伴有经色、经质的改变。在此仅介绍月经先期、月经后期、月经先后不定期的点穴治疗。

月经先期又称"经早"，指月经周期提前 7 日以上，连续两个周期以上，甚至每月两次。如仅超前 3~5 日，或偶尔超前 1 次，无其他明显症状，不作病论。

【临床症状】

（1）实热：经行先期，量多色紫，质稠而黏，面红心烦，舌红口干，尿黄便结，苔黄，脉数。

（2）虚热：经行提前，量少色红黏稠，颧红，手足心热，舌红少苔，脉细数。

（3）肝郁：月经提前，量多或少，色紫有块，胸胁乳房胀痛，口苦咽干，易怒心烦，苔薄黄，脉弦数。

（4）气虚：经行先期，量多色淡质稀，神疲肢软，心悸气短，舌淡苔薄，脉弱。

【有效穴位】

神阙、气海、关元、中极、血海、三阴交、八髎、长强（图 3-57）。

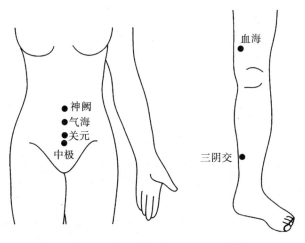

图 3-57　月经不调穴位图（1）

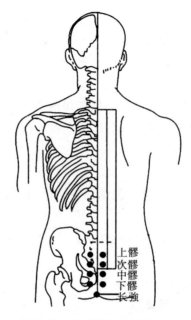

上髎
次髎
中髎
下髎
长强

图 3-57　月经不调穴位图（2）

【指压方法】

（1）患者取仰卧位，施术者先用掌揉法施术于下腹部，反复施术 3~5 分钟。

（2）再用拇指指压神阙、气海、关元、中极，各 3~5 分钟。

（3）取俯卧位，施术者用指压法在患者腰骶部八髎、长强，反复施术 3~5 分钟。

（4）拇指按压血海，三阴交 3~5 分钟。

⋀⋁ 爱心贴士

（1）治疗期间应注意饮食调节，加强营养。

（2）注意休息、减少疲劳，适当锻炼身体，增强体质。

（3）经期应注意卫生，忌房事。

（4）保暖防寒，劳逸结合。应尽量控制剧烈的情绪波动，避免强烈的精神刺激，保持心情愉快。

二、痛经

痛经又称为"经行腹痛"，是指妇女在行经前后或行经期间小腹及腰部疼痛，甚者剧痛难忍，同时伴有面色苍白、冷汗淋漓、手足厥冷、恶心呕吐等症状，并随月经周期性发作。

目前临床常将痛经分为原发性和继发性两种，原发性痛经多指生殖器官无明显病变者，故又称功能性痛经，一般认为由于子宫内膜释放前列腺素，引起子宫肌肉痉挛，导致子宫局部缺血引起，或由于先天因素造成，如子宫过度前倾、后屈及子宫发育不良等，多见于月经初期后 2~3 年的青年妇女，此种痛经在正常分娩后疼痛多可缓解或消失。继发性痛经指生殖器官有器质性病变，多见于已婚妇女，如子宫内膜异位症、盆腔炎和子宫黏膜下肌瘤等引起的月经疼痛。

中医学认为，痛经是因气血运行不畅所致，并把本病分为虚证、实证两类实证多由经期受寒饮冷或坐卧湿地，致使血络凝滞，瘀血停于胞中，经行受阻，不通则痛；或因肝郁气滞，气血阻滞不畅而成。虚证多因体质瘦弱，肝肾亏虚，或大病久病，或孕育过多，导致精血亏损，气血不足，渐至血海空虚，胞脉失养所致。

【临床症状】

（1）气滞血瘀：经前或行经小腹胀痛，经量少而不畅，色紫有块，块下痛减，胸胁乳房作胀，舌紫黯有瘀点，脉沉弦。

（2）寒湿凝滞：经前或行经小腹冷痛，甚则病引腰脊，得热痛减，月经量少，色黯有块，怕冷便溏，苔白腻，脉沉紧。

（3）气血虚弱：行经或经净后小腹绵绵作痛，喜按，月经清稀色淡，面白神疲，舌淡苔薄，脉细弱。

（4）肝肾不足：经后小腹隐痛，月经色淡量少，腰膝酸软，头晕耳鸣，脉沉细。

严重者可伴恶心呕吐、冷汗淋漓、手足厥冷，甚至晕厥，给工作及生活带来影响。

【有效穴位】

气海、关元、中极、血海、足三里、三阴交（图3-58）。

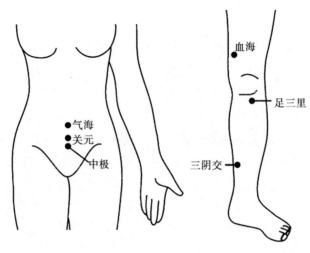

图 3-58　痛经穴位图

【指压方法】

（1）患者取仰卧位，施术者用右手拇指指腹贴于患者下腹部，摩推气海、关元、中极 3~5 分钟。

（2）再指压血海、足三里、三阴交 3~5 分钟（图 3-59）。

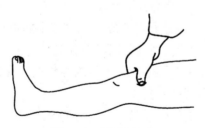

图 3-59　指压血海穴

爱心贴士

　　（1）平日应加强体育锻炼，调适情志，消除焦虑、紧张和恐惧心理。

　　（2）注意休息，并避免剧烈运动和过度劳累。

　　（3）注意调节饮食，避免暴饮暴食，忌寒凉。

　　（4）经期应注意卫生。

三、闭经

　　现代医学将闭经分为原发性闭经和继发性闭经两种。凡女子年龄超过18周岁，月经尚未初潮者，称为原发性闭经。月经周期已经建立后，再发生连续3个月以上停经者，称为继发性闭经。前者多与内分泌病变或生殖器官发育不良等因素有关，若属先天性生殖器官异常，如先天性无子宫、无卵巢、无阴道及处女膜闭锁等器质性病变，则非点穴所能治疗；后者多与内分泌、精神、神经等因素有关。

　　中医学将闭经分为虚实两类。虚者多因肝肾不足、精血两亏所致；或因气血虚弱，血海空虚，无血可下而成。实者多因恼怒不节，或贪凉饮冷，导致气滞血瘀、痰湿阻滞、冲任不通、脉络闭塞而成。

　　【临床症状】

　　（1）肝肾不足：超龄月经未至或初潮迟至，月经量少，渐至经闭，伴有头晕耳鸣，腰膝酸软，口干咽燥，五心烦热，潮热盗汗，苔少脉细。

　　（2）气血虚弱：月经由错后量少渐至经闭，伴有面色发黄，头晕目眩，心悸气短，神疲乏力，食少便溏，唇舌色淡，脉细弱。

　　（3）气滞血瘀：月经数月不行，精神抑郁，烦躁易怒，胸胁胀满，小腹胀痛，舌色紫黯或有瘀点，脉沉弦或沉涩。

　　（4）痰湿阻滞：经闭，形体肥胖，胸闷痰多，神疲倦怠，苔腻脉滑。

　　【有效穴位】

　　神阙、气海、关元、中极、血海、三阴交、涌泉、肾俞、肝俞、胆俞、胃俞、脾俞、八髎（图3-60）。

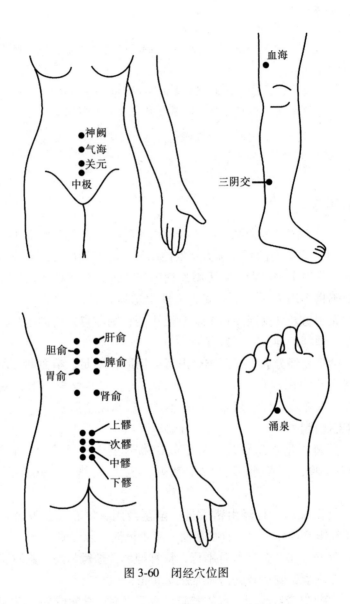

图 3-60　闭经穴位图

【指压方法】

（1）患者仰卧位，施术者手掌顺时针揉患者下腹部（图 3-61）。

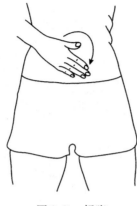

图 3-61　揉腹

（2）再指压神阙、气海、关元、中极、血海、三阴交、涌泉，反复施术 3~5 分钟；

（3）取俯卧位，指压肾俞、肝俞、胆俞、胃俞、脾俞、八髎 3 ~ 5 分钟。

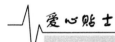

（1）年满 18 岁女子仍无月经，应及时到医院进行检查。

（2）闭经后应加强饮食营养，增强体质，调节心情，劳逸适度。

（3）不可滥用激素类药物，闭经期间仍需避孕。

（4）在一段时间内，如月经量逐渐减少应及早检查，抓紧治疗。

（5）神经、精神应激起因的患者应进行有效的心理疏导。

（6）低体质量或因过度节食、消瘦所致闭经者应调整饮食、加强营养。

四、妊娠呕吐

妊娠呕吐是指妊娠 6 周左右常有择食、食欲不振、轻度恶心呕吐，伴头晕、疲倦等症状，称为早孕反应。一般不需特殊治疗，且在妊娠 12 周左右自然消失。其病因与精神因素、胃酸降低、绒毛膜促性腺激素水平增高、肾上腺皮质激素水平降低等有关。中医学认为妊娠后月经停闭，血聚于下养胎，冲脉之气上逆（冲脉隶属于阳明），使胃失和降而致恶心、呕吐。

【临床症状】

常出现恶心、呕吐，特别是在清晨或晚上易出现轻微的呕吐，也有的呕吐很严重，此谓"妊娠反应"。期间倦怠喜卧、食欲不振。严重者呕吐频繁，不能喝水进食，可引起脱水、酸中毒及电解质紊乱等，又称妊娠剧吐。

（1）痰湿阻滞：妊娠早期呕吐恶心，吐出清水痰涎，口淡而腻，不思饮食，舌淡，苔白腻，脉滑无力。

（2）肝胃不和：妊娠初期呕吐酸水或苦水，胸脘痞闷，两胁胀痛，嗳气叹息，头晕脑胀，抑郁，舌淡红，苔薄黄，脉弦滑。

（3）胃热气逆：呕吐酸水，或嗳腐吞酸，口舌干燥，失眠多梦，大便干燥，心腹烦热，舌红苔黄，脉滑数。

【有效穴位】

天柱、廉泉、内关、三阴交（图 3-62）。

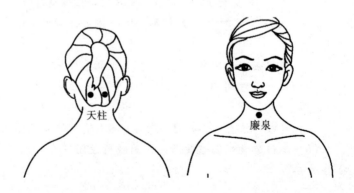

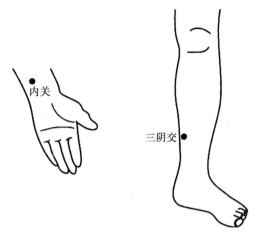

图 3-62　妊娠呕吐穴位图

【指压方法】

（1）以双手拇指按压双侧天柱 1~5 分钟，再以拇指、示指夹住廉泉穴两侧，轻轻揉压 1 分钟，然后强压双侧内关。每日 1 次。

（2）一面吐气一面用强力拍打天柱、三阴交，每隔 1 秒 1 下，连打 10下，休息片刻，再以拳叩击天柱穴 100 下，三阴交叩击 30 下。

两组方法可选择其中一种或交替使用。

爱心贴士

（1）对于呕吐严重，出现电解质紊乱及脱水现象的患者，应及时送至医院诊治。

（2）调整情绪，保持乐观心态，消除紧张情绪。

（3）注意休息，保暖防寒，预防感冒。

（4）注意饮食调节，少食多餐，适当增加营养，多吃高蛋白、高维生素、易消化的食物，少吃生冷油腻的食品。

（5）孕妇可在呕吐停止、症状缓解后，试进少量流质饮食，若无不良反应可逐渐增加进食量。

五、产后腹痛

妇女产后因血脉空虚、经络受寒、瘀血未尽而导致产后腹痛。孕妇分娩后，由于子宫的缩复作用，小腹呈阵阵作痛，于产后 1~2 日出现，持续 2~3 日自然消失，西医学称"宫缩痛"、"产后痛"，属生理现象，一般不需治疗。若腹痛阵阵加剧，难以忍受，或腹痛绵绵，疼痛不已，影响产妇的康复，则为病态，应予治疗。

【临床症状】

表现为腹部隐痛，伴有全身乏力、恶露未尽等症状。

【有效穴位】

神阙、气海、关元、中极、血海、三阴交、肾俞、肝俞、八髎（图 3-63）。

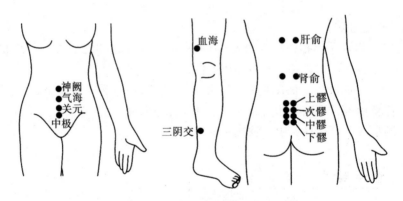

图 3-63　产后腹痛穴位图

【指压方法】

（1）取仰卧位，施术者用掌揉法在小腹部，反复施术 3~5 分钟。

（2）指压神阙、气海、关元、中极 3~5 分钟。

（3）指压血海、三阴交 3~5 分钟。

（4）取俯卧位，术者用指揉法揉肾俞、肝俞、八髎，反复施术 3~5 分钟（图 3-64）。

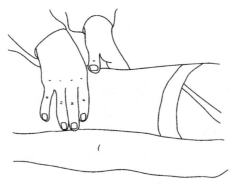

图 3-64　按揉肾俞穴

愛心贴士

　　（1）产后体质较差，指压治疗时手法要轻。
　　（2）如子宫内有残留物而引发产后腹痛或出血过多，并发感染症状时，应及时就医。
　　（3）产后应注意腹部保暖。配合心理辅导，舒缓情绪。
　　（4）饮食上，宜食温胃、润肠、暖腹的食物，忌食生冷、辛辣之物。

六、乳腺炎

　　急性乳腺炎中医称"乳痈"，是指妇女乳房红肿热痛，伴有恶寒、发热、头痛等全身症状。若日久不愈，乳腺组织可发生急性化脓溃烂。急性乳腺炎哺乳期妇女，尤其是初产妇的常见病。

　　现代医学认为，本病多由乳汁淤积或细菌通过破裂的乳头进入乳腺管、乳腺组织而引起，致病菌多为金黄色葡萄球菌或链球菌。

　　中医学认为，乳房属足阳明胃经，乳头属足厥阴肝经，本病可因乳汁淤积，乳络不畅，日久败乳蓄积所致；或因乳头不洁、破裂，外邪火毒侵入乳房，致火毒与积乳互结而成；也可因产妇恣食辛甘厚味，胃经积热而起；或因忧思恼怒，肝气郁结，疏泄不畅，也能使乳络阻塞，败乳蓄久而成。

【临床症状】

本病可分为初期、脓成、已溃三个阶段。初起发病急剧，乳房局部结块，肿胀疼痛，排乳不畅，同侧淋巴结可见肿大，同时伴有全身不适，恶寒发热；继而乳房肿胀加剧，焮红发热，疼痛，常为化脓之征，如硬块中央渐软，则脓已成熟；如排脓通畅，则溃后肿消痛减，诸症渐愈。胃热者口渴欲饮，或恶心呕吐，口臭便秘，舌红，苔黄、脉弦；肝郁者胸闷胁痛，呕逆纳呆，苔薄，脉弦。

【有效穴位】

血海、三阴交、足三里（图3-65）。

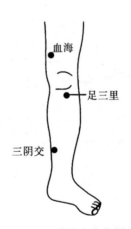

图3-65　乳腺炎穴位图

【指压方法】

（1）患者取仰卧位，施术者用指揉法在患侧乳房周围硬结处反复施术3~5分钟。

（2）再以双侧掌揉法在乳房周围反复施术3~5分钟（图3-66）。

（3）患者改成坐位，施术者用手掌小鱼际缓慢地从乳房周缘推向乳头

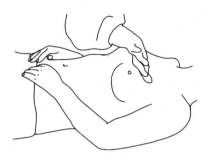

图 3-66　轻揉乳房周围

处，反复施术 5~10 分钟。

（4）最后用拇指指压血海、三阴交、足三里 3~5 分钟。

爱心贴士

（1）哺乳时避免露乳当风，注意胸部保暖。

（2）淤奶肿块可以冰袋冷敷，而不热敷，不可随便揉按。

（3）保持乳房清洁，哺乳后轻揉乳房。

（4）按时哺乳，养成良好习惯。注意婴儿口腔清洁，不可含乳而睡。

（5）保持环境清净，情绪稳定，避免发怒生气。

七、更年期综合征

女性更年期是妇女生殖功能由旺盛时期到完全停止的一个过渡时期。45~55 岁，一般可持续 10 年，有的女性甚至更早或更晚。更年期综合征主要因卵巢功能衰退，卵泡发育不全，丧失排卵功能，雌激素分泌减少，而致月经紊乱直至绝经。其中雌激素减少而导致中枢神经递质代谢分泌失常是引起更年期妇女出现情绪异常、心理状态不稳定的主要因素。

【临床症状】

在此过渡期间，女性所出现的一系列因激素减少及机体衰老所引起的以自主神经系统功能紊乱为主的身体不适，如烘热、出汗、心慌、失眠、易怒等一系列症状。

【有效穴位】

中脘、气海、关元、膻中、足三里、三阴交、心俞、脾俞、肝俞、肾俞（图 3-67）。

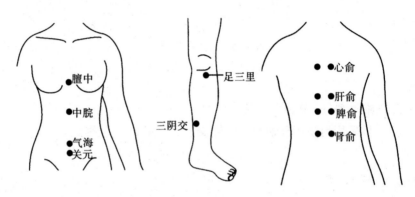

图 3-67　更年期综合征穴位图

【指压方法】

（1）患者取仰卧位，施术者用指揉法施术于中脘、气海、关元 3~5 分钟（图 3-68）。

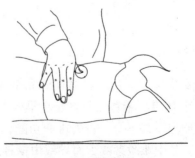

图 3-68　按揉中脘穴

（2）按压中脘、膻中、气海、关元、足三里、三阴交（图3-69）。

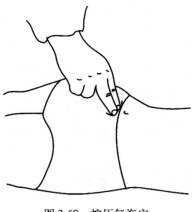

图3-69　按压气海穴

（3）改为俯卧位，施术于背部、心俞、脾俞、肝俞、肾俞3~5分钟，以产生酸胀感为度。

爱心贴士

（1）生活应有规律，劳逸结合，坚持力所能及的体力劳动和脑力劳动。

（2）充实生活内容，保持乐观心态，避免情绪激动。

（3）保持生活规律化，少食动物脂肪，多吃蔬菜水果，避免饮食无节，忌烟酒。

第四节　泌尿及生殖系统常见病的指压疗法

一、泌尿系统感染

泌尿系统感染指尿道和膀胱感染。常见于 20~40 岁的女性，尤以初婚女性发病较多。泌尿系统感染多由大肠杆菌、链球菌、葡萄球菌侵犯尿路，"盘踞"阴道，并"进占"尿道，逆行引起尿道、膀胱、输尿管、肾盂等发炎所致。以尿急、尿痛、尿频、脓尿为主要表现。

【临床症状】

（1）湿热下注：小便频急，尿道赤涩热痛，少腹胀痛，尿黄浑或有黏液，口苦，恶心呕吐，大便干结，舌红，苔黄腻，脉滑数。

（2）脾肾两虚：小便频数，淋沥不尽，排尿无力，时发时止，少腹坠胀，遇劳则发，精神疲乏，面色㿠白无华，舌淡，苔白，脉弱无力。

【有效穴位】

（1）大椎、大肠俞、膀胱俞、八髎、足三里、血海、阴陵泉。

（2）肾俞、八髎、气海、中极（图 3-70）。

【指压方法】

（1）用较重手法指压以上穴位，每穴 3~5 分钟。其中八髎穴由上向下推压 10~15 次，每日 1 次。

（2）取俯卧位，施术者用双手拇指指腹按揉双侧肾俞 5 分钟，再自上向下推压八髎穴，然后从气海向中极推压，各 10 次，每日 1 次。

两组穴位可选择其中一组或两组交替使用。

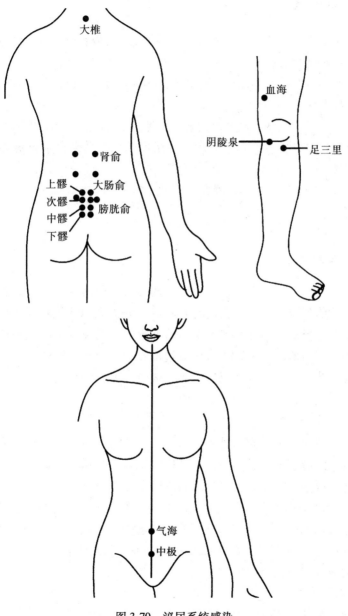

图 3-70　泌尿系统感染

爱心贴士

（1）治疗期间应注意休息，多饮水，增加排尿量，促使细菌及炎症渗出物迅速排出。

（2）平时要注意个人卫生，保持外阴清洁防止细菌侵入和病菌感染。

（3）穿棉质内衣裤，勤换内裤，避免紧身不透气的裤子。

（4）不要用公共浴池、浴盆洗浴，不要坐在未经消毒的马桶上。

（5）性交前后上厕所，有助于冲洗阴道内的细菌。

二、前列腺炎

前列腺炎是中年、青年男性的常见病之一。前列腺炎可分为急性前列腺炎和慢性前列腺炎两种。急性前列腺炎一般为细菌感染所致，病源菌侵入前列腺引起炎症。慢性前列腺炎因前列腺经常或连续不断地充血以及急性治疗不彻底而形成。中医认为房劳过度，相火妄动，湿热下注为主要原因。秽浊之邪侵入，或过食肥甘所致。房劳过度，忍精不泄，或有手淫恶习，劳伤精气，日久肾气亏损均可导致本病。

【临床症状】

（1）急性前列腺炎可有恶寒、发热、乏力等全身症状；局部症状是会阴或耻骨上区域有重压感，久坐或排便时加重，尿道症状为排尿时有烧灼感、尿急、尿频，可伴有排尿终末血尿或尿道脓性分泌物。

（2）慢性前列腺炎可继发于急性前列腺炎或慢性尿道炎，也可继发于全身其他部位的感染，可有排尿后尿道不适感，排尿终末可有白色黏液，继而可有尿频、尿不净、会阴部或腰部酸胀，常伴有阳痿、早泄、遗精，久之可致前列腺肥大。

【有效穴位】

气海、关元、八髎、太溪、阴陵泉、三阴交（图3-71）。

【指压方法】

（1）将拇指指腹置于气海、关元，每穴揉3分钟（图3-72）。

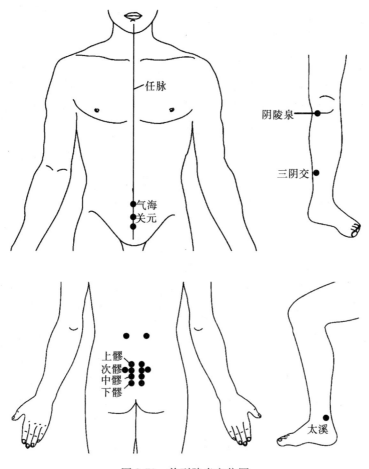

图 3-71　前列腺炎穴位图

（2）用手指按揉八髎、太溪，各 2 分钟。

（3）拇指点按阴陵泉、三阴交，各 2 分钟（图 3-73）。

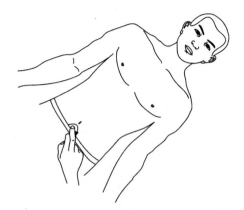

图 3-72　揉气海穴

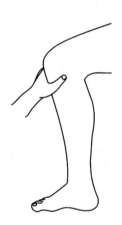

图 3-73　点按阴陵泉

爱心贴士

（1）保持心态良好，不要病急乱投医。

（2）注意个人卫生，防止尿路感染。

（3）劳逸结合，不要熬夜、久坐，节制房事，适当锻炼身体。

（4）注意饮食调节，营养均衡，忌食辛辣。戒酒。

三、遗精

遗精是指不因性交而精液自行外泄的一种男性疾病。有梦而遗精者，称为"梦遗"；无梦而遗精者，甚则醒时精液流出者，称为"滑精"。但均是精液外泄，故统称为"遗精"。大多未婚男青年有遗精现象，一般 1 周不超过 1 次属正常的生理现象。

现代医学认为，遗精为男子性功能障碍之一，多因神经衰弱、前列腺炎、睾丸炎、精囊炎等某些慢性疾病引起。

中医学认为，本病多因先天不足或早婚房劳、频犯手淫，以致肾元不足，精关不固而成；亦可因心有所慕，所欲不遂，心阴暗耗，阴虚火旺，相火妄动，扰动精室所致；或因嗜食辛辣肥甘，醇酒厚味，酿成湿热，流淫于下，扰动精室而成。可分为梦遗和滑精两类。

【临床症状】

（1）梦遗：夜寐不安、阳事易举，梦中遗精，一夜数次或数夜一次，或兼早泄。久遗而频者，头晕心悸，腰酸耳鸣，口苦尿黄，舌红，脉细数。

（2）滑精：无梦而遗，甚则见色流精，神疲乏力，腰酸怕冷，面白短气，自汗，或见阳痿，舌淡，苔白，脉细或细数。

【有效穴位】

气海、关元、心俞、肾俞、志室、神门、内关（图 3-74）。

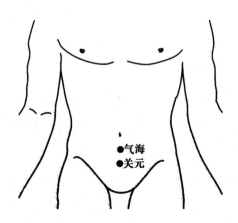

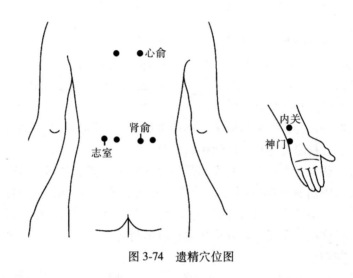

图 3-74　遗精穴位图

【指压方法】

（1）施术者用示指及中指按揉气海、关元，各 3 分钟。

（2）再用拇指指腹按压心俞、肾俞、志室，各 2 分钟（图 3-75）。

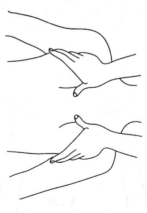

图 3-75　按压心俞穴

（3）拇指点按神门、内关，各2分钟。

爱心贴士

（1）调整睡眠习惯，夜间睡眠时下身及足部不宜过暖，睡眠姿势以仰卧、侧卧为宜。

（2）养成良好的生活习惯，排除杂念，清心寡欲，节制房事，戒除手淫。

（3）睡前温水泡脚，晚上进食不宜过饱。

（4）调适情志，注意饮食营养，节制醇酒厚味。戒烟酒。

（5）适当进行体育锻炼，防止用脑过度。

（6）经常更换内衣裤，保持性器官清洁卫生。

四、阳痿

阳痿亦称"阴痿"，是指男子在未到性功能衰退时期而出现阴茎不能勃起或虽能勃起但不能维持足够硬度，以致不能有效地进行性生活的病症，是最常见的男性性功能障碍。

现代医学把阳痿分为器质性和精神性两种。器质性阳痿又称为原发性阳痿，多见于阴茎发育异常、先天畸形、海绵体肌损害、瘢痕及阴囊水肿、睾丸纤维化等；精神性阳痿又称功能性或继发性阳痿，占阳痿病例的85%～90%，多由大脑皮层对勃起的抑制加强或中枢功能紊乱所致。

中医学认为，阳痿可由性生活过频、纵欲伤肾所致，或少年误犯手淫，致精气损伤，命门火衰；或忧思过度，损伤心脾，使气血两虚，宗筋失养；或于房事中猝遭惊恐，日久伤肾；也可因过食肥甘，酗酒过度，湿热蕴结下注，宗筋弛缓而致。

【临床症状】

（1）命门火衰：阳痿不举，面白神疲，畏寒喜暖，头晕目眩，精神萎靡，腰膝酸软，舌淡，苔白，脉沉细。

（2）心脾两虚：阳痿，精神不振，面黄食减，心悸失眠，健忘自汗，舌淡，苔薄白，脉细弱。

（3）惊恐伤肾：阳痿，胆怯心悸，多疑苦闷，失眠，苔薄腻，脉弦细。

（4）湿热下注：阴茎痿软不坚，小便短赤，余沥不尽，阴囊潮湿，舌红，苔黄腻，脉滑数。

【有效穴位】

神阙、气海、关元、中极、涌泉、八髎（图3-76）。

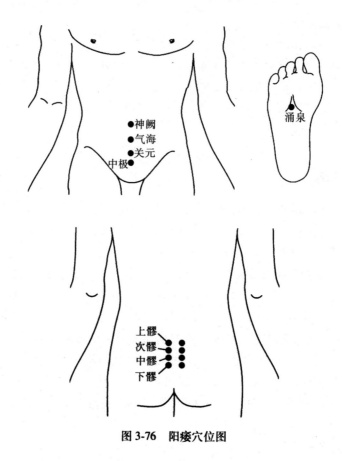

图 3-76　阳痿穴位图

【指压方法】

（1）患者取仰卧位，施术者先用掌揉法在腹部，自神阙向下揉至气

海、关元、中极 3~5 分钟。

（2）以轻刺激手法用拇指点按中极 3~5 分钟。

（3）取俯卧位，术者用指压法在八髎穴反复施术 3~5 分钟（图 3-77）。

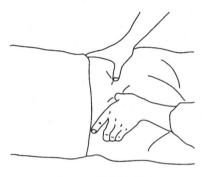

图 3-77 指压八髎穴

愛心貼士

（1）积极治疗引发本病的其他疾病，避免房事过度，戒烟酒。

（2）劳逸结合，适当锻炼，消除紧张情绪，保持心情愉快。

（3）睡前用热水洗脚，用拇指对足心进行按压。先压一会，再进行揉搓，直至足心发红。

第五节　儿科常见病的指压疗法

一、小儿感冒

小儿感冒又称急性上呼吸道感染，是由各种病原体引起的上呼吸道的急性感染，简称"上感"，是小儿时期最常见的疾病。主要侵犯鼻、鼻咽部和咽部。根据主要感染部位可诊断为急性鼻炎、急性咽炎、急性喉炎、急性扁桃体炎等。

各种病毒和细菌均可引起上感，以病毒感染为最多见，占原发感染的90%以上，主要有鼻病毒、呼吸道合胞病毒、流感病毒、副流感病毒、腺病毒、肠道病毒等。少数为细菌感染所致，常见的有溶血性链球菌，其次为肺炎球菌、流感嗜血杆菌等，近年来肺炎支原体亦不少见。

婴幼儿时期由于上呼吸道的解剖和免疫特点易患本病。若患有营养性疾病，如维生素 D 缺乏性佝偻病、营养不良、维生素 A 缺乏、锌缺乏症或护理不当、气候变化等因素，则易发生反复上呼吸道感染或使病程迁延。

本病多发生于冬春季节，病情轻重不一，与年龄、病原体及机体抵抗力有关。一般年长儿症状常较轻，婴幼儿多较重。

【临床症状】

（1）一般类型上呼吸道感染

①轻症：有鼻塞、流涕、打喷嚏、干咳、发热有或无，亦可有咽部不适或咽痛等。

②重症：多骤然起病，突然高热达39~40℃或更高。头痛，全身乏力，精神萎靡，食欲不振，睡眠不安，咳嗽频繁。婴幼儿常伴呕吐、腹泻。部分患儿可出现高热惊厥、腹痛等。若炎症波及中耳、鼻窦、颈淋巴结、气管及支气管等邻近器官，则发生相应器官并发症。

体检可见咽部充血，扁桃体肿大，颌下淋巴结肿大及触痛，肺部呼吸音正常或粗糙。若肠道病毒所致者，常伴不同形态的皮疹。

（2）特殊类型上呼吸道感染

①疱疹性咽峡炎：病原体为柯萨奇 A 组病毒，好发于夏秋季，可有局部流行。急性起病，突发超高热、咽痛、流涎、厌食、呕吐等。查体除咽部充血外，突出表现在腭咽弓、腭垂、软腭或扁桃体上可见 2~4 毫米大小的疱疹，周围有红晕，疱疹破溃后形成小溃疡。病程 1 周左右。

②咽结合膜热：病原体为腺病毒 3、7 型，常发生于春夏季节，可在集体儿童机构中流行。是一种以发热、咽炎、结合膜炎为特征的急性传染病。多呈高热、咽痛、眼部刺痛、一侧或两侧滤泡性眼结合膜炎。颈部、耳后淋巴结肿大，有时有胃肠道症状。病程 1~2 周。

【有效穴位】

肺俞、大椎、风池、印堂、太阳、攒竹、迎香、合谷、阳池、中脘、天枢（图3-78）。

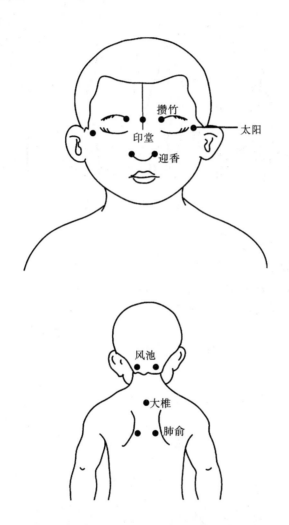

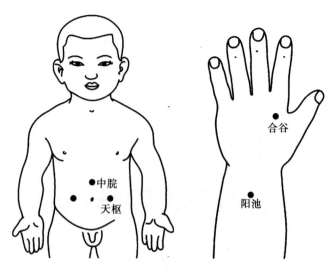

图 3-78　小儿感冒穴位图

【指压方法】

（1）点揉肺俞 3 分钟。

（2）再用泻法捏提大椎 30 次。

（3）接着用泻法点按风池、印堂，揉太阳穴，各 1 分钟；用泻法推按攒竹、点揉迎香，各 1 分钟（图 3-79）。

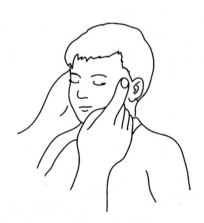

图 3-79　揉太阳穴

（4）然后用泻法掐合谷、阳池，各 1 分钟。

（5）最后用泻法点揉中脘、天枢各 2 分钟（图 3-80）。

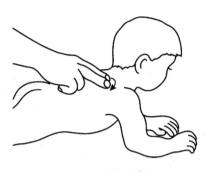

图 3-80 点揉肺俞穴

爱心贴士

（1）值得注意的是有不少疾病的初期症状类似上呼吸道感染，因此对患儿应密切观察，注意有无新的症状出现，以免延误治疗。

（2）小儿治疗可每天 2 次，治疗后以微出汗为宜，切勿发汗太过。每一次出汗要及时为小儿换上干爽的内衣。

（3）每次治疗时要将患儿用被子盖好，避免再次感受风寒。

（4）确保小儿休息好，对其蹦跳玩耍进行适当限制。

（5）饮食上需清淡、容易消化。多喝白开水，吃新鲜蔬菜水果。

二、小儿发热

小儿发热指以体温异常升高为表现的临床常见症状。小儿不吃奶、哭闹、运动后的体温上升不属此范畴。临床将体温高低分为：低热<38℃，中热 38℃，高热 40℃，极热>41℃。

【临床症状】

常见的伤风感冒发热，热在皮肤；小儿头痛，鼻塞，或流清涕，手背发热。食积发热，皮肤不太热，手心发烧，时烧时止；伴有不想吃，消化不良等现象。不明原因的发热，前半日轻，后半日重，夜间更甚，有发热十余日不愈的，有服磺胺类药，或注射青霉素等药，而烧仍不退。

小儿发热时皮肤有麻疹黏膜斑，全身斑丘疹，可能是麻疹；或伴有耳垂为中心的腮腺重大，多为流行性腮腺炎。2~10岁儿童有轻度发热、全身不适、食欲减退等前驱症状，1~2日后出现皮疹，发热与发疹可同时发生，或发热略早于发疹，可能是患水痘。

【有效穴位】

印堂、太阳、迎香、风池、大椎（图3-81）。

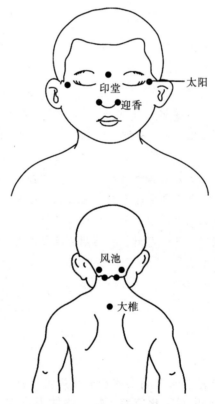

图3-81　小儿发热穴位图

【指压方法】

（1）患儿取仰卧位，施术者用右手拇指点或压印堂、太阳，各3~5分钟（图3-82）。

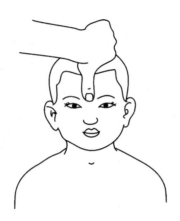

图 3-82 点印堂穴

（2）再点揉两侧迎香1~3分钟。

（3）患儿取俯卧位，拇指指腹点压风池、大椎1~3分钟。

（4）最后自大椎穴向脊柱下点压1~3遍，每日1~2次。

爱心贴士

（1）小儿皮肤娇嫩，治疗手法要柔和，由轻渐重，并借助介质，防止擦伤皮肤。

（2）感冒期间，多饮水，多吃营养丰富、清淡、易消化食物。忌食腥、冷食物。

（3）提供舒适的降温环境，将小儿置放于环境安静、阴凉、空气流通处，衣着要凉爽透气，切忌采用捂被子方式发汗。

三、小儿咳嗽

咳嗽是小儿疾病中常见的一个症状，小儿呼吸系统防御功能不健全，咳嗽反射不敏感，常常不会主动咳嗽，尤其不会咳痰，并且咳嗽的力量比较弱，不能将痰液咳出，因此小儿患肺炎或气管炎时常常喉间有痰鸣声，睡眠时尤其明显。引起小儿咳嗽的原因，一般分为呼吸道内与呼吸道外两大类。

【临床症状】

咳嗽一年四季都可发生，但春、冬季最为多见。根据中医辨证，分为小儿"外感咳嗽"和小儿"内伤咳嗽"两种。外感咳嗽，咳嗽有痰，鼻塞、流涕、恶寒、头痛、苔薄。若为风寒者，兼见痰、涕清稀色白，恶寒重而无汗，苔薄白、指纹浮红；若为风热者，兼见痰、涕黄稠，稍畏寒而微汗出，口渴、咽痛、发热，苔薄黄、指纹浮红。内伤咳嗽，久咳，身微热或干咳少痰，或咳嗽痰多；食欲不振、神疲乏力、形体消瘦；苔薄色绛、指纹沉紫。

【有效穴位】

肺经、脾土、内八卦、肾经、板门（图3-83）。

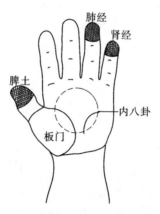

图 3-83　小儿咳嗽穴位图

【指压方法】

（1）向指根方向直推肺经 200 次（图 3-84）。

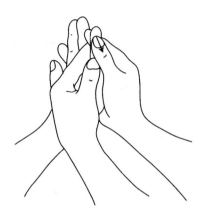

图 3-84 清肺经

（2）用拇指指腹旋推脾土 400 次（图 3-85）。

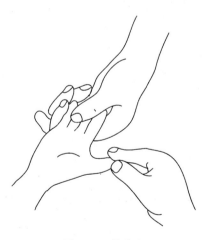

图 3-85 补脾土

（3）用拇指指端顺时针方向掐运内八卦100~300次（图3-86）。

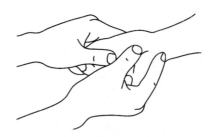

图3-86　运内八卦

（4）用拇指指腹旋推肾经400次（图3-87）。

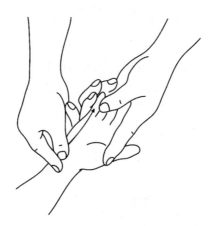

图3-87　补肾经

（5）左手拖住患儿掌背，右手叉入虎口，用大拇指或推或揉板门50~100次（图3-88）。

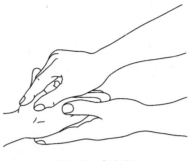

图 3-88　揉板门

爱心贴士

（1）室内要经常开窗透气，注意调节室温，保持适当室内湿度，及时增减衣被。

（2）注意饮食调节，小儿如过食寒凉食物，容易造成肺气闭塞，从而加重咳嗽症状。

（3）小儿咳嗽期间，不可吃肥甘厚味的食物及橘子，否则会加重病情。

（4）天气温暖的时候多进行户外活动。

四、小儿遗尿

遗尿症是指 3 岁以上的小儿，睡眠中小便自遗，醒后方觉的一种病症。中医称为"遗尿"、"遗溺"。中医学认为遗尿多与肺脾肾功能失调有关，其中尤以肾气不足，膀胱失约最多见。小儿素体虚弱，肾气不足，下元虚寒，则闭藏失职，致使膀胱气化功能失调，不能制约水道，而发生遗尿。自幼没有养成良好的夜间排尿习惯，而任其自遗。

【临床症状】

（1）肾气不足：每睡即遗，尿量较多，熟睡不易叫醒，形寒肢冷，面色苍白无华，舌淡，苔白，脉沉迟无力。

（2）脾肺气虚：睡中遗尿，尿频而量多，神疲乏力，面色不华，大便溏稀，食欲不振，舌淡，脉沉细。

【有效穴位】

关元、气海、脾俞、肺俞、肾俞、膀胱俞、八髎、太溪、足三里、三阴交、外劳宫、丹田、肾经、肺经、三关、百会（图3-89）。

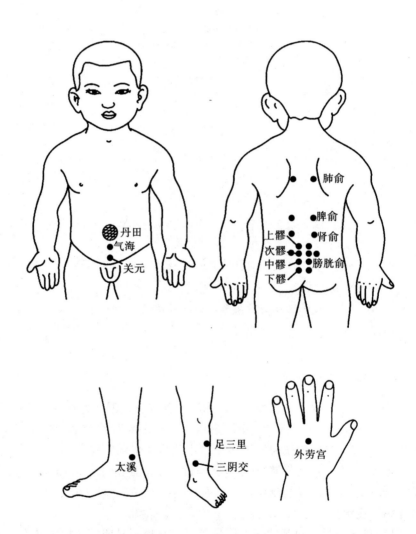

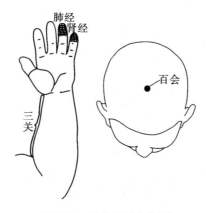

图 3-89　小儿遗尿穴位图

【指压方法】

（1）用掌揉法揉关元、气海 3~5 分钟。

（2）再用拇指按揉脾俞、肺俞、肾俞、膀胱俞，各 1 分钟；点按八髎 3~5 分钟（图 3-90）。

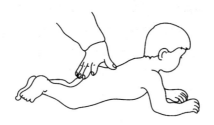

图 3-90　按揉脾俞穴

（3）按揉太溪、足三里、三阴交，各 1 分钟。

（4）肾气不足者加补肾经 300 次，揉外劳宫 300 次，揉丹田 100 次。

（5）肺脾气虚者加补脾经、补肺经 300 次，推三关 300 次，按揉百会 1 分钟（图 3-91）。

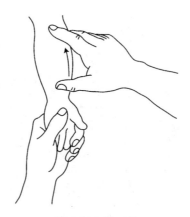

图 3-91　推三关

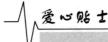

（1）穴位指压在治疗功能性遗尿方面疗效显著，治愈率约为 70%。

（2）临睡前应少饮水，并排空尿液。

（3）家长应消除小儿的紧张恐惧心理，树立其信心和勇气。

（4）应培养小儿按时排尿的习惯，夜间家长应定时叫醒患儿起床排尿。

五、小儿夜啼

小儿夜啼是婴幼儿常见的病证，多见于 6 个月以内的婴幼儿，属中医"脏燥"范畴。宝宝一般不会无缘无故地哭，如果哭个不停，一定是有不舒服的原因，父母应及时地找到原因并给予抚慰。中医认为，小儿夜啼多因脾脏虚寒、心经积热、突受惊吓、乳食积滞所致。

【临床症状】

小儿多在夜间啼哭不止，白天正常，或阵阵啼哭，或通宵啼哭，哭后仍然入睡，或伴见面赤唇红，或阵发腹痛，或腹胀呕吐，或惊恐，声音嘶哑等。一般持续时间，少则数日，多则经月，过期自止。

【有效穴位】

神阙、足三里、三阴交（图 3-92）。

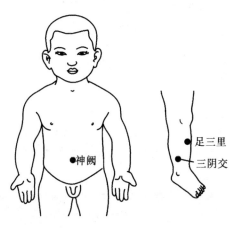

图 3-92　小儿夜啼穴位图

【指压方法】

（1）患儿取仰卧位，术者手指并拢，在腹部反复施术 3~5 分钟。

（2）先指压神阙，再指压足三里、三阴交 3~5 分钟。

（3）取俯卧位，用拇指指腹着力于脊柱两侧，反复指压脊柱 3~5 分钟。

（4）然后用捏脊法捏脊 3~5 遍（图 3-93）。

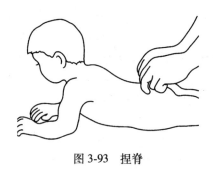

图 3-93　捏脊

爱心贴士

（1）佝偻病早期也见烦躁不安、夜啼，应注意观察。

（2）注意保持周围环境安静，检查衣服被褥有无异物刺伤皮肤。

（3）若经自我治疗效果不好，病情有加重趋势，应及时到医院检查治疗。

六、小儿厌食

小儿厌食症又称消化功能紊乱，是指小儿在较长时期内食欲减退或完全无食欲。它是一种症状，并非一种独立的疾病，主要症状有呕吐、食欲缺乏、腹泻、便秘、腹胀、腹痛和便血等。厌食的发生无明显季节性，以1~7岁小儿常见，长期厌食会严重影响儿童的生长发育，易导致营养不良、贫血等不良后果。中医学认为小儿厌食与水湿困脾、脾胃阴虚、食滞胃脘等有关。

【临床症状】

病程持续2个月以上，食欲减退或消失，厌恶进食，食量显著少于同龄正常儿童。严重者可并发中度以上贫血、营养不良、佝偻病、智力发育障碍等，因机体抵抗力降低而反复感染。精神一般都比较好。重者形体消瘦，面色稍发黄，毛发稀黄、干枯，体重不增或下降。

【有效穴位】

脾土、胃经、肝俞、脾俞、胃俞、足三里（图3-94）。

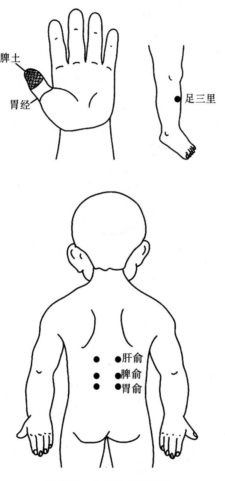

图3-94 小儿厌食穴位图

【指压方法】

（1）患儿仰卧，术者用掌心或大鱼际先顺时针，后逆时针按摩患儿腹部，各 1 分钟（图 3-95）。

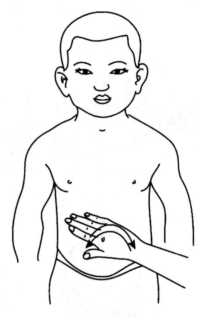

图 3-95　摩腹

（2）用拇指指腹旋推脾土 400~600 次。

（3）用拇指指腹旋推胃经 300~500 次。

（4）用拇指指端按揉肝俞、脾俞、胃俞，各 100 次左右（图 3-96）。

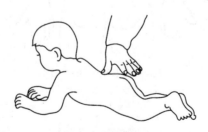

图 3-96　按揉肝俞

（5）用拇指的指端按揉足三里 30 次（图 3-97）。

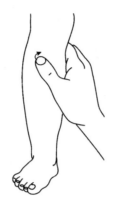

图 3-97　按揉足三里

爱心贴士

（1）平日保持良好的饮食习惯，定时进餐，保证饮食卫生、营养全面，多吃粗粮和水果蔬菜，少吃零食和甜食，少喝饮料。

（2）生活有规律，睡眠充足，定时排便。

（3）改善进食环境，避免"追喂"等过分关注小儿进食的行为。

（4）加强体育锻炼，天气好时可多去户外活动。

（5）不盲目吃药，不滥用保健品。

七、小儿腹泻

小儿腹泻是由外感邪气或内伤于乳食而造成的一种胃肠道疾病。属中医"泄泻"范畴，是小儿常见的多发病，尤以婴儿居多，夏秋季发病居多。现代医学儿科中的消化不良、急慢性肠炎均属此类范围。

【临床症状】

排便次数增多（每日 3 次以上），粪便稀薄或水样便，或夹有不消化的食物，常伴有腹痛、腹胀。

【有效穴位】

天枢、合谷、足三里、三阴交、脾俞（图 3-98）。

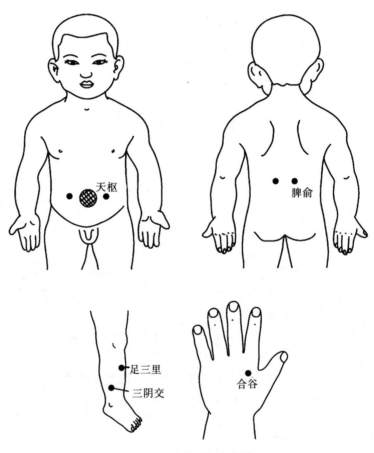

图 3-98　小儿腹泻穴位图

【指压方法】

（1）示指、中指指腹轻轻按揉双侧天枢 3~5 分钟。

（2）拇指指端用中等力量捏按合谷，每隔10秒放松1次，反复施术1~2分钟。

（3）拇指指端按压足三里、三阴交，每穴每隔10秒放松1次，反复施术2~3分钟（图3-99）。

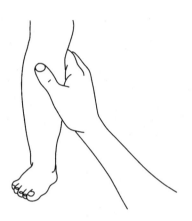

图3-99　按压足三里

（4）以中等力量按脾俞，每隔10秒放松1次，反复施术3~5分钟。

爱心贴士

（1）注意小儿饮食卫生，饮食要定时定量，营养要全面，禁食不洁之物。

（2）治疗期间应注意保护小儿腹部，不要受凉，每次便后用温水清洗肛门，勤换尿布。

（3）若小儿腹泻时间过长，出现面色苍白、眼眶凹陷、呕吐频繁、少尿或者无尿，精神萎靡等症状，应及时去医院就医，以免延误病情。

第六节 五官科常见病的指压疗法

一、牙痛

牙痛是口腔科最常见的症状，可见于牙周炎、冠周炎、牙髓炎、急性根尖周围炎、牙本质过敏、龋齿等多种牙齿和牙周疾病。主要症状为牙齿疼痛，咀嚼困难，通冷、热、酸、甜等刺激则疼痛加重。部分患者伴有夜间痛剧、头痛、牙龈肿胀或萎缩、牙齿松动、牙龈出血等症状。

中医学认为，手、足阳明经脉分别入上、下齿，平时嗜食辛辣熏烤，胃腑大肠积热，循经上犯；或风热邪毒外侵，伤及牙体龈肉，均可形成实火牙痛。又因肾主骨，齿为骨之余，如房劳过度或久病伤肾，肾阴不足，虚火上炎，亦可引起虚火牙痛。也有多食酸甜，口齿不洁，垢秽蚀齿而痛者，为龋齿牙痛。

【临床症状】

（1）风热牙痛：牙齿痛剧，牙龈肿胀，发作突然，遇热痛剧，得冷痛减。伴见发热恶寒，口渴，舌红，苔薄黄，脉浮数。

（2）胃火牙痛：牙痛剧烈，牙龈红肿，甚则肿连腮颊，或出脓渗血，头痛，口渴喜冷，口臭便秘，尿赤，舌红，苔黄，脉洪数。

（3）虚火牙痛：牙痛隐隐或微痛，时作时止，午后较重，牙龈微红，久则萎缩，甚则牙齿浮动、咬物无力，伴见腰膝酸软，口干不欲饮，舌嫩红少苔，脉细数。

【有效穴位】

合谷、颊车、肩井（图3-100）。

【指压方法】

（1）术者用拇指指腹按患侧合谷3分钟，以出现酸胀、沉麻感为宜。

（2）两手指同时用力，分别捏拿两侧肩井1分钟。

（3）两手示指、中指、环指指腹同时着力，分别轻揉两侧面颊2分钟。

（4）两手中指点按两侧颊车1分钟。

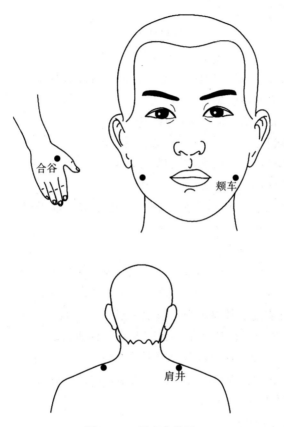

图 3-100 牙痛穴位图

爱心贴士

（1）平日应注意口腔卫生，睡前不吃零食，少吃冷、热、酸、甜的食物，不用牙齿咬硬物。

（2）出现牙痛时，应及时到医院进行检查，查明病因，对症治疗。

二、耳鸣

耳鸣是指患者感到耳内有各种各样单一或多种声音并存的声响，如闻蝉声，或如潮声，或细或暴，妨碍听觉。它是听觉功能紊乱的一种表现。本病中医亦称"耳鸣"。中医学认为本病多为外感风邪，延络入耳，侵及耳窍而致。饮食失调或思虑过度，湿邪阻碍脾胃，运化失职，聚湿成痰，痰郁化火，痰火互结，蒙蔽清窍而为病。

【临床症状】

（1）风热袭肺：耳鸣如吹风样，耳闷胀或有阻塞感，伴发热咽痛，鼻塞流涕，头目眩晕，脉浮数。

（2）肝胆火盛：耳鸣突然，或可自行缓解，常于郁怒之后发生或加重，兼见头痛眩晕，失眠易醒，面红目赤，口干苦，烦躁易怒，便秘，小便发黄，舌红苔黄，脉弦数有力。

（3）痰火郁结：耳鸣如蝉鸣，耳内闭塞，憋气感明显，听音不清，胸脘满闷，咳嗽痰多，常有耳痛流脓，舌红苔黄，脉弦滑。

（4）肝肾阴虚：耳鸣声细，昼夜不息，夜间较甚，听力渐降，兼见虚烦失眠，腰膝酸软，面色无华，舌红少苔，脉细弱或细数。

（5）脾胃气虚：耳鸣遇劳、蹲下站起时加重，耳内有发空或发凉的感觉，兼见神疲乏力，面色萎黄，食少便溏，舌淡，脉细或虚弱。

【有效穴位】

肾俞（图3-101）。

【指压方法】

（1）取坐位，两手掌着力，分别用掌心同时轻缓按压同侧耳孔，紧压、急放3~5次。

（2）用手指插进耳孔，力度一定要轻，手指放在耳孔内，转动手指，接着快速抽出手指。

（3）两手握拳，分别用拇指指腹按揉两侧肾俞2分钟（图3-102）。

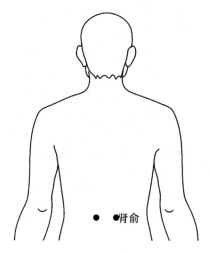

图 3-101　耳鸣穴位图

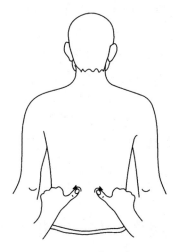

图 3-102　按揉肾俞穴

爱心贴士

（1）调适情志，保持心态平衡，心情舒畅。

（2）加强营养，保证睡眠充足，劳逸结合，节制房事。

（3）分析耳鸣原因和病变情况，消除患者的担心，告诫患者要置身于声音充实环境中，主动接触自然界声音，争取与耳鸣共处，把耳鸣比作火车的轰鸣声、冰箱噪声等以适应和习惯这些声音。

（4）让患者尽力消除耳鸣引起的心理反应，抑制消极情绪，并树立耳鸣可以治疗的信心。

三、近视

近视是指因屈光不正而致视近物清晰、视远物模糊为主症的眼病。属于中医"能近怯远症"。中医认为青少年先天禀赋不足，劳心伤神，心阳耗损，肝肾不足为本病的内因。长时间看书报，距离过近等损伤目络，目窍失养而导致视近清晰，视远模糊。

【临床症状】

（1）看远物模糊，看近物清楚，轻度者不自觉，往往当作正常现象。

（2）患者多喜欢安静，愿眯着眼睛看东西。

（3）戴上小孔镜，能使视力显著增强。

（4）有近视散光的人，看物过久会感到头痛、眼胀、眼皮沉重，闭目休息几分钟后，就会感到轻松些。

（5）有高度近视的人，眼前可能出现黑影飞舞，有的还会引起眼外斜，严重的可造成视网膜剥离。

【有效穴位】

攒竹、睛明、四白、丝竹空、鱼腰、太阳（图3-103）。

【指压方法】

（1）患者取坐位，两手拇指指尖按压两侧攒竹1分钟。

（2）以拇指、中指同时用力按于睛明上，先向下按，后向上挤，重复进行20次。

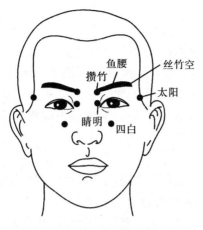

图 3-103 近视穴位图

（3）两示指点压两侧四白 1 分钟；两手的示指按压丝竹空、中指按揉鱼腰各 1 分钟，手法宜轻。

（4）示指按揉太阳 20 次。

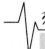爱心贴士

（1）近距离用眼的时间不宜过长，每隔 45 ~ 60 分钟要休息 10 ~ 15 分钟。休息时应隔窗远眺或进行户外活动，使眼球调节肌得以充分放松。

（2）改正不合理的用眼习惯，如趴在桌上、歪头看书或写字等，不要在强光下或暗淡的路灯、月光下看书，以及在开动的车上及走路时看书等，这些不良习惯都会使眼睛过度疲劳，降低视力的敏锐度。

（3）积极参加体育锻炼，增强体质。机体素质的好坏与近视眼的发生也有密切关联。

（4）定期检查视力，对验光确诊的近视应佩戴合适的眼镜以保持良好的视力及正常调节与集合。

四、慢性鼻炎

慢性鼻炎是鼻腔黏膜及黏膜下层组织的慢性炎症，可分为慢性单纯性鼻炎和慢性肥厚性鼻炎。本病多因长期受外界不良因素刺激（如花粉、粉尘、烟雾等具有刺激性的化学物质）或因急性鼻炎治疗不当，反复发作，迁延而成。中医学认为，本病是由肺脾气虚，外感风邪，肺气不宣而成。

【临床症状】

（1）慢性单纯性鼻炎的主要症状为鼻塞，多为间歇性和交替性，活动时鼻塞减轻，夜间、寒冷或静坐时鼻塞加重，多涕，常为黏液性，较黏稠。相当于中医学的肺脾气虚，邪滞鼻窍型；其中肺气虚者，多兼见气短面白，舌淡，苔薄白，脉浮缓无力；脾气虚者，多兼见食欲不振，体倦乏力，便溏，脉缓弱。

（2）慢性肥厚性鼻炎的主要症状为持续性鼻塞较重，流少量脓性鼻涕，不易擤出，常伴有耳鸣和听力下降，易患慢性咽喉炎或咳嗽，并可伴见头晕、头痛、失眠、精神萎靡等症状，相当于中医学的邪毒久留，气滞血瘀型。

【有效穴位】

迎香、印堂、风池、合谷、肺俞（图3-104）。

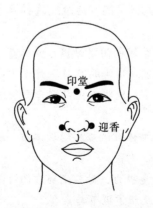

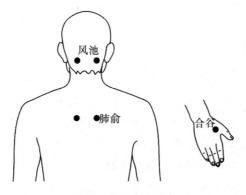

图 3-104 慢性鼻炎穴位图

【指压方法】

（1）拇指指尖用中度力量按压迎香，每隔 10 秒放松 1 次，反复按 1~2 分钟，直至局部出现酸胀感为度。

（2）拇指指腹轻揉印堂 2~3 分钟。

（3）拇指、示指指腹同时置于风池，中等力量按压双侧风池，每隔 20 秒放松 1 次，反复按 2~3 分钟。

（4）拇指指端用力掐按合谷 2~3 分钟。

（5）最后拇指指腹用较重力按肺俞，每隔 20 秒放松 1 次，反复按 2~3 分钟（图 3-105）。

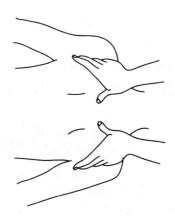

图 3-105 按压肺俞穴

爱心贴士

（1）日常起居应有规律，注意休息，积极治疗，避免风寒湿热的侵袭。

（2）加强劳动防护，避免接触有害气体粉尘。远离过敏原，积极治疗可能引发鼻炎的其他疾病。

（3）少吃辛辣等刺激性食物，加强锻炼，提高身体抵抗力。

（4）不要长期使用鼻眼净。

五、咽喉肿痛

咽喉肿痛是多种疾病中均可见到的一个症状，可因感受风寒、邪毒而引起。此病属于祖国医学"风热喉痹"的范畴。

【临床症状】

表现为咽部有异物感、发热、灼痛，可伴有头痛、食欲不振、四肢酸痛等症状。

【有效穴位】

角孙、太溪、照海、然谷、列缺（图3-106）。

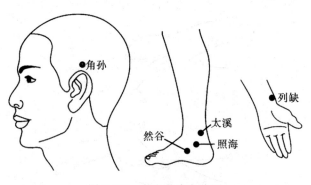

图3-106　咽喉肿痛穴位图

【指压方法】

（1）指压双侧角孙，强压太溪，手法先轻后重，然后于角孙进行前后弹拨法。

（2）以双手拇指指腹揉双侧列缺、照海、然谷，指力柔和、均匀，每穴5分钟。每日2次，5日为1疗程（图3-107）。

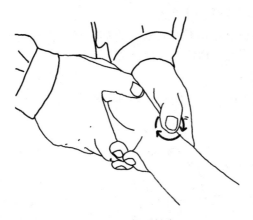

图3-107 揉列缺穴

爱心贴士

（1）注意忌口，除辛辣、烟酒以外，少吃糖、甜食及各类甜饮料，少吃鸡、黄鳝、香菇等发物；同时忌鱼腥，尤其是带鱼、鲢鱼、包头鱼等。

（2）注意口腔卫生，经常用生理盐水漱口。

六、慢性咽炎

咽炎可分为急性咽炎和慢性咽炎两种。急性咽炎为咽部黏膜下组织和淋巴组织的急性炎症。慢性咽炎常由急性咽炎反复发作转变而来，或由于鼻咽部长期环境因素影响引起淤血性改变而继发。属中医"风热喉痹"范畴。中医认为风热外侵，肺气失宣，热结咽喉，咽喉脉络不通而发病。

【临床症状】

（1）风热犯肺：咽喉干燥灼热，红肿疼痛，吞咽不利，伴恶寒发热，咳嗽头痛，痰多黏稠，苔薄，脉浮数。

（2）肺胃实热：咽喉肿痛，口渴多饮，口臭痰黏，小便黄赤，舌红，咽部充血较甚，苔黄厚，脉洪数。

（3）阴虚肺燥：咽喉稍见红肿，疼痛较轻，干咳痰少，咽喉充血成暗红色，口干舌燥，五心烦热，舌红少苔，脉细数。

【有效穴位】

天突、鱼际、照海、三阴交（图3-108）。

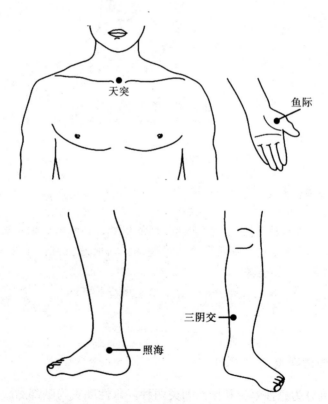

图 3-108 慢性咽炎穴位图

【指压方法】

（1）中指指腹按揉天突 1~2 分钟。

（2）拇指指尖用中度力量按压鱼际、照海，每穴每隔 10 秒放松 1 次，反复按压 1~2 分钟（图 3-109）。

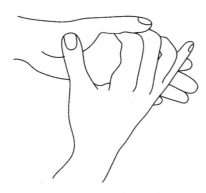

图 3-109　按压鱼际

（3）拇指指腹用力捏按三阴交，每穴每隔 10 秒放松 1 次，反复按压 1~2 分钟。

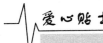 爱心贴士

（1）保持室内空气流通、空气湿润清洁，减少粉尘刺激。

（2）清淡饮食，忌食辛辣等刺激性食物，戒烟酒。

（3）注意口腔卫生，可选择用生理盐水漱口。

（4）平日应预防感冒，适当参加体育运动，强健体魄。

七、扁桃体炎

扁桃体炎是指腭扁桃体的非特异性炎症，可分为急性扁桃体炎和慢性扁桃体炎，相当于中医学中所称的风热乳蛾和虚火乳蛾。急性扁桃体炎大

多在机体抵抗力降低时感染细菌或病毒所致，起病较急，以咽痛为主要症状，伴有畏寒、发热、头痛等症状，是儿童和青少年的常见病。慢性扁桃体炎是由于急性扁桃体炎反复发作所致，表现为咽部干燥，有堵塞感，分泌物黏，不易咳出，口臭，其反复发作可诱发其他疾病，如慢性肾炎、关节炎、风湿性心脏病等，因此需积极治疗。

【临床症状】

（1）急性卡他性扁桃体炎：多为病毒感染所致，病变较轻。炎症局限于扁桃体黏膜表面，扁桃体隐窝与实质多无明显炎症变化。可有低热、头痛、食欲缺乏、乏力等全身症状，局部症状主要为咽痛和吞咽痛。

（2）急性化脓性扁桃体炎：起病急，可有畏寒、高热、乏力、全身不适、便秘等，咽痛剧烈，可放射至耳部，伴有吞咽困难。小儿因高热可出现抽搐、惊厥及昏睡等。

（3）慢性扁桃体炎：多有急性扁桃体炎反复发作史。平时自觉症状少，可有咽痛、咽干、异物感、刺激性咳嗽、口臭等。小儿扁桃体过度肥大可出现呼吸不畅、睡眠打鼾、言语及吞咽障碍。由于经常咽下分泌物及隐窝内细菌毒素，部分患者可有低热、乏力、消化不良等全身症状。

【有效穴位】

少商、合谷、鱼际、孔最、曲池、天突（图3-110）。

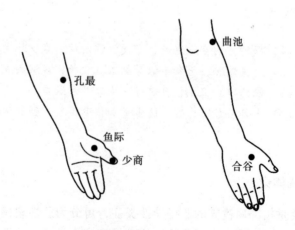

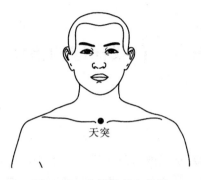

图 3-110　扁桃体炎穴位图

【指压方法】

（1）拇指用中度力量按少商、合谷、鱼际、孔最、曲池，每穴每隔 10 秒放松 1 次，反复按 1~2 分钟。

（2）示指指腹用较重力按压天突，每隔 10 秒放松 1 次，反复按 1~2 分钟，直到局部出现轻微胀感为度。

爱心贴士

（1）注意休息，多饮温开水。

（2）禁止食用油炸、姜、辣椒等热性食品，多吃牛奶、鸡蛋、瘦肉、水果、蔬菜，营养均衡。

（3）注意预防感冒，发热者可服用退热药。

第四章 自我保健的指压疗法

一、颈项保健

颈项部自我指压疗法可改善颈项部的血液循环，增强颈项部肌肉的力量，可使颈项部活动灵活，此外，也对颈椎病、落枕、颈肩背痛有较好的防治作用。

1. 拍打颈部

四指并拢用指腹柔和而均匀地拍打同侧颈项部后面的皮肤，各 20~30 次（图 4-1）。

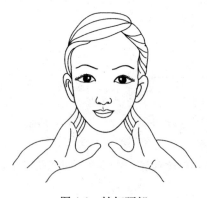

图 4-1　拍打颈部

2. 推抹大椎

双手四指指腹从左右两侧枕骨处推抹至大椎，重复 30 次（图 4-2）。

3. 拿捏颈后部

用拇指及其余四指拿捏颈后部 1 分钟左右（图 4-3）。

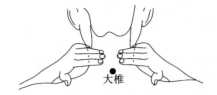

图 4-2 推抹大椎

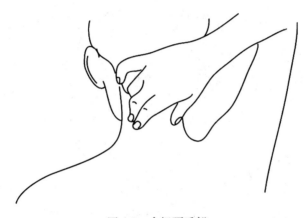

图 4-3 拿捏颈后部

4. 按揉翳风

用拇指指端用力按揉翳风 1 分钟（图 4-4）。

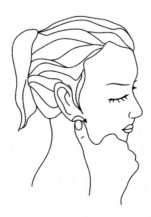

图 4-4 按揉翳风

二、胸腹保健

胸腹部自我保健指压疗法有调节脏腑功能，强心益肺，健脾和胃，舒肝利胆，温肾固本的作用。

1. 揉膻中

用左右手拇指指腹揉膻中穴，各 20 次（图 4-5）。

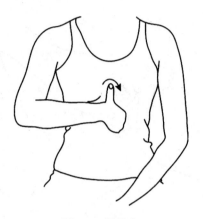

图 4-5　揉膻中

2. 揉气海

用左右手拇指指腹揉气海穴，各 30 次（图 4-6）。

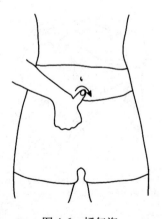

图 4-6　揉气海

3. 擦小腹

用双手手掌擦腹部30次（图4-7）。

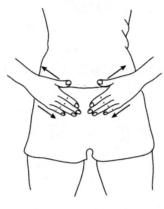

图4-7 擦腹部

4. 摩腹

用手掌和掌根在腹部按揉2~3分钟，感觉腹部有温热感为宜（图4-8）。

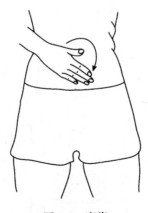

图4-8 摩腹

三、腰部保健

腰部自我保健指压疗法有温阳补肾，强腰壮骨，润肠通便的作用。壮腰益肾，滑利关节，解痉止痛，温经祛寒，能促进腰部血液循环，消除腰肌疲劳及痉挛。

1. 拿捏腰部

自上而下拿捏腰部两侧，10~20次（图4-9）。

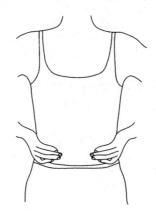

图4-9　拿捏腰部

2. 横擦腰部

用手掌横擦腰部，以发热为度（图4-10）。

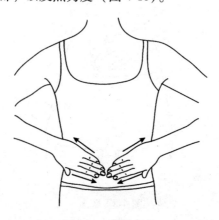

图4-10　横擦腰部

3. 旋转腰部

腰部做旋转运动 2 分钟，后仰、前弯、侧屈 1 分钟（图 4-11）。

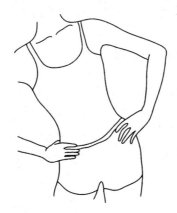

图 4-11　旋转腰部

附录　指压常用穴位图

一、手太阴肺经常用穴位图

手太阴肺经经脉循行于腹部中焦，向下与大肠联络。然后沿着胃的上口向上通过膈肌入胸，归属于肺脏。由肺沿气管上行，继而横行出于腋窝下面，再行经于上肢掌面桡侧至手，上于拇指端桡侧少商穴。由腕后分出的一个支脉，走向示指端，与大肠经相通（图附录-1）。

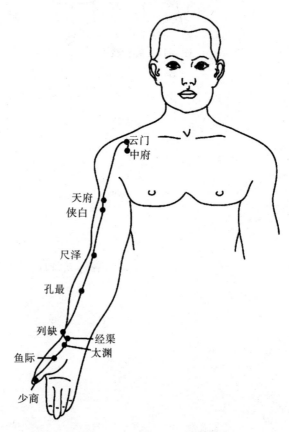

图附录-1　手太阴肺经常用穴位

二、手阳明大肠经常用穴位图

手阳明大肠经经脉循行从手示指指端桡侧商阳穴（承接肺经）起始，沿着示指桡侧、第一掌骨间隙至腕，继而沿前臂和臂的背面桡侧上行至颈，与督脉椎穴交会后，再向前行至缺盆（锁骨上大窝）入胸，和肺脏联络，向下通过膈肌入腹，归属于本腑大肠。

由缺盆分出的支脉经颈部至面颊，进入下齿中，再出来挟口环唇，左右相交于人中穴后，止于对侧鼻孔旁迎香穴，并借助于支脉与胃经相通（图附录-2）。

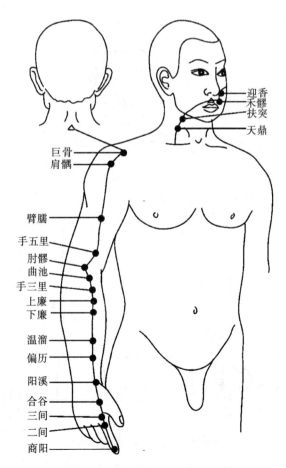

图附录-2　手阳明大肠经常用穴位

三、手少阴心经常用穴位图

手少阴心经经脉循行始于心中承接脾经，出属于心系（出入心脏的大血管等组织），弯向下行，通过膈肌进入腹腔，与小肠相连络。

从心系分出的支脉，沿食管和咽上行至颅内，联系目系（出入于眼球后部的神经、血管等组织）。

另一支脉从心系直上到肺脏，然后斜向下行至腋窝，继则沿着臂的内侧后缘和前臂掌面的小指侧下行至手，止于手小指端桡侧少冲穴（图附录-3）。

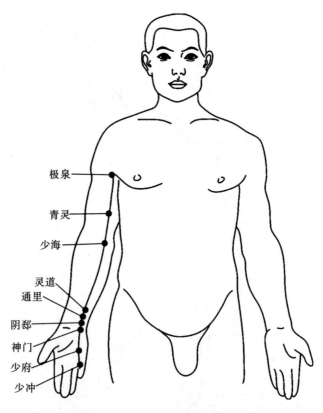

图附录-3　手少阴心经常用穴位

四、手太阳小肠经常用穴位图

手太阳小肠经经脉循行始于手小指指端尺侧少泽穴承接心经，向上历经手掌、腕部、前臂，前行经缺盆（锁骨上大窝）进入胸中，与心脏联络。继而沿着食管下行，通过膈肌进入腹腔，抵达胃部，归属于小肠。

从缺盆分出的支脉，沿着颈部上行，经面颊至外眦，转向耳部，进入耳中（图附录-4）。

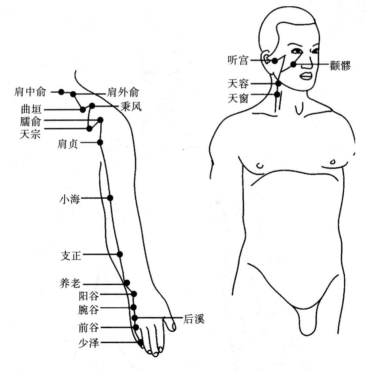

图附录-4 手太阳小肠经常用穴位

五、手厥阴心包经常用穴位图

手厥阴心包经又名心主之脉，经脉循行始于胸中，承接肾经，归属于心包络，下行通过膈肌，进入腹腔。历经胸、腹、盆腔三部分，与上焦、中焦、下焦相联络。

一支脉沿着胸壁出于胁肋，由腋下三寸处上行至腋窝，继而沿着臂的掌面下行于肺经和心经之间至肘弯中央，再沿前臂掌面正中（在掌长肌腱与桡侧腕屈肌腱之间）下行至腕，入于掌中，沿中指前行，止于其端中冲穴。

从手掌中分出的支脉，行向无名指，止于其末节尺侧关冲穴，与三焦经相通（图附录-5）。

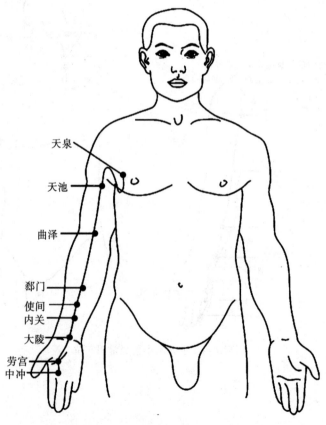

图附录-5　手厥阴心包经常用穴位

六、手少阳三焦经常用穴位图

手少阳三焦经经脉循行始于环指末节尺侧关冲穴承接心包经，沿其背面尺侧、第四掌骨间隙上行至腕，经前臂背面两骨（桡骨与尺骨）之间上行至肘，沿前臂背面上至肩部，与胆经相交叉，并交会于督脉大椎穴；再向前行，经缺盆进入胸腔，分布于应中（两乳之间），与心包相联络，继而下行通过膈肌，进入腹腔，归属于上焦、中焦和下焦。

由腔中分出的支脉，向颊部，止于眶下。

从耳后分出的支脉，向前行，进入耳中，出于耳前方，向前横行至上关穴之前至颊部，与前脉相交，止于目外眦，与胆相通（图附录-6）。

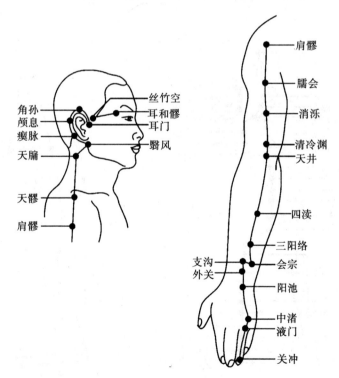

图附录-6　手少阳三焦经常用穴位

七、足阳明胃经常用穴位图

足阳明胃经经脉循行始于目下承泣穴（接大肠经），向下进入上齿中，然后挟口环绕口唇，经地仓穴至下唇承浆穴，左右相交后沿下颌体向后至下颌角，再转向上行，经耳前上行入发际至额。

由下颌处分出支脉向下经颈部人迎穴至盆（锁骨上大窝）入胸，膈肌下行入腹，归属于胃，并和脾脏联络。

从缺盆处向下直行的脉，经胸部乳头内侧、腹部脐旁至腹股沟，继而斜向外行，沿大腿、小腿前外侧下行至足背，止于足中趾内侧缝。

由膝下 3 寸部位分出的支脉下行，分布于足中趾的外侧缝。

由足背分出的支脉，斜行向足大趾，与脾经相通（图附录-7）。

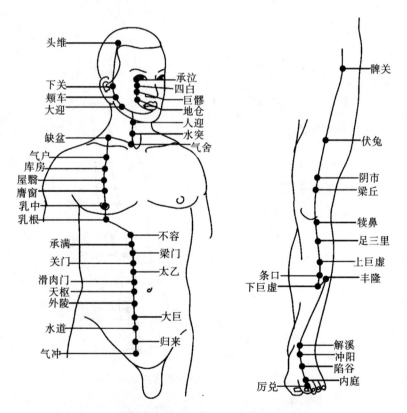

图附录-7　足阳明胃经常用穴位

八、足太阴脾经常用穴位图

　　足太阴脾经经脉循行起始于足拇趾端内侧隐白穴（承接胃经），沿拇趾内侧、足内侧缘向后行至内踝前，继而沿小腿、膝部和大腿内侧面上行至腹股沟，入腹，归属于脾，并和胃联络。由胃分出的支脉上行，通过膈肌，进入胸内，注于心中，与心经相通。另一支脉上行至舌根，散布于舌下（图附录-8）。

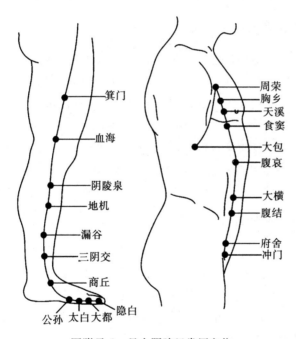

图附录-8　足太阴脾经常用穴位

九、足太阳膀胱经常用穴位图

　　足太阳膀胱经经脉循行起始于目内侧睛明穴（承接小肠经）上行经额至头顶，交会于督脉百会穴，深入颅内，与脑相联络。然后下行至项，沿着肩胛内侧，挟脊柱两旁下行至腰部，分出支脉进入腹腔后继续挟脊柱两旁下行，贯过臀部，行经大腿后部进入膝部腘窝中。

从项部分出的支脉，分别向下贯过肩胛后，沿着肩胛骨内侧缘一线下行至臀部，经过髀枢（髋关节），沿着大腿后外侧下行至腘窝，与前脉相会合后，再下行贯过小腿后部肌肉，出于外踝之后，沿足外侧缘前行，止于足小趾端外侧至阴穴。并与肾经相通。

从腰部分出的支脉，通过脊柱两旁之肌肉，进入腹腔，与肾相联络，归属于本腑膀胱。

从头顶部分出的另一支脉，行向耳上部（图附录-9）。

十、足少阴肾经常用穴位图

足少阴肾经经脉循行起始于足小趾下面（承接膀胱经），出于足内侧缘然谷（舟骨结节）之下，历经足内踝之后、小腿、膝部和大腿内侧面上行至腹股沟，入腹，穿过脊柱，归属于肾脏，与膀胱相联络。

由肾脏上行的脉，通过肝脏和膈肌至胸腔，入于肺脏；另一支脉沿着气管、喉咙上行，分布于舌根外侧。

从肺脏出来的支脉，与心脏相联络，并注入于胸中，与心包经相通（图附录-10）。

十一、足少阳胆经常用穴位图

足少阳胆经经脉循行始于目外侧瞳子髎穴承接三焦经，上行至头角（顶结节），弯行向耳后，沿着颈部下行至肩，和三焦经相交（向后借助于支脉交会于督脉大椎穴），向下前行至缺盆，由此进入胸腔。下行通过膈肌，进入腹腔，与肝脏联络，归属于胆腑，继而沿着肋部里面下行至腹股沟气街（股动脉处），绕过阴部毛际，向后横行进入髀厌（髋关节、环跳穴）中，再沿大腿、膝部和小腿外侧下行至腓骨下段，经外踝之前、足背外侧行向第四趾间隙，止于第四趾末节外侧足窍阴穴。

从耳后分出的支脉，进入耳中，由耳前出，至目外眦，再下行经大迎穴，沿颈部下行至缺盆，与前脉相会合。

由缺盆向下直行的脉，至腋下，沿着胸侧壁下行，经过季胁（下部胸壁），至髀厌中，与前脉会合。

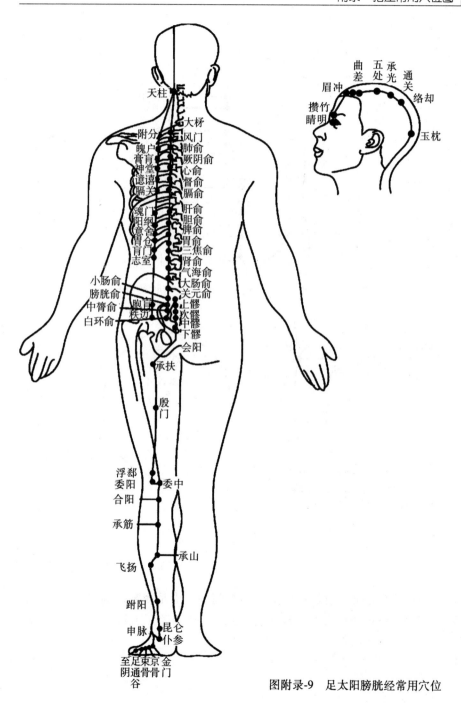

天柱
大杼
附分　风门
魄户　肺俞
膏肓　厥阴俞
神堂　心俞
譩譆　督俞
膈关　膈俞
魂门　肝俞
阳纲　胆俞
意舍　脾俞
胃仓　胃俞
肓门　三焦俞
志室　肾俞
　　　气海俞
小肠俞　大肠俞
膀胱俞　关元俞
中膂俞　胞肓　上髎
秩边　次髎
白环俞　中髎
　　　下髎　会阳
承扶
殷门
浮郄　委中
委阳
合阳
承筋
承山
飞扬
跗阳
申脉　昆仑
　　　仆参
至阴　足通谷　束骨　京骨　金门

曲差　五处　承光　通天
眉冲　　　　　　络却
攒竹　　　　　　玉枕
睛明

图附录-9　足太阳膀胱经常用穴位

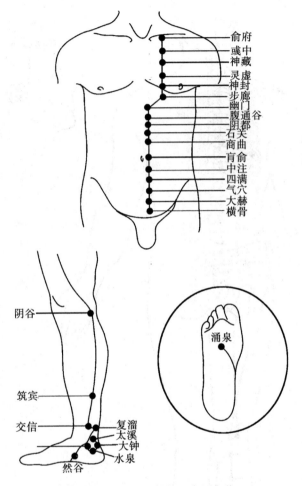

俞府
中藏
彧中
神封
灵虚
神门
步廊
幽通谷
腹都
阴关
石曲
商俞
肓注
中满
四穴
气赫
大骨
横

阴谷

筑宾

交信

复溜
太溪
大钟
水泉

然谷

涌泉

图附录-10　足少阴肾经常用穴位

　　由足背分出的支脉，行向第一跖骨间隙，沿足大趾外侧前行，止于其端，还穿过趾甲，分布于趾背丛毛处，与肝经相通（图附录-11）。

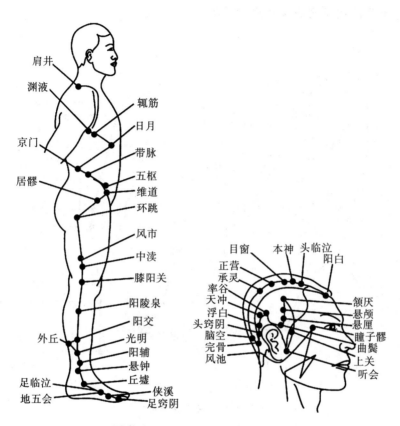

肩井
渊液
辄筋
日月
京门
带脉
五枢
居髎
维道
环跳
风市
中渎
膝阳关
阳陵泉
阳交
外丘
光明
阳辅
悬钟
丘墟
足临泣
地五会
侠溪
足窍阴

目窗　本神　头临泣
正营　阳白
承灵
率谷
天冲
浮白　颔厌
头窍阴　悬颅
脑空　悬厘
完骨　瞳子髎
风池　曲鬓
上关
听会

图附录-11　足少阳胆经常用穴位

十二、足厥阴肝经常用穴位图

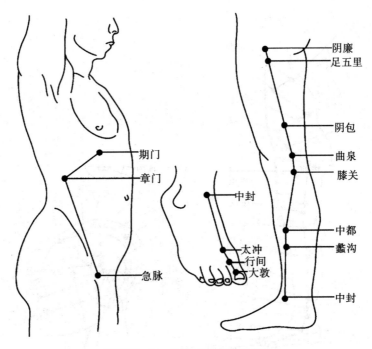

期门
章门
中封
太冲
行间
大敦
急脉

阴廉
足五里
阴包
曲泉
膝关
中都
蠡沟
中封

图附录-12　足厥阴肝经常用穴位

十三、督脉常用穴位图

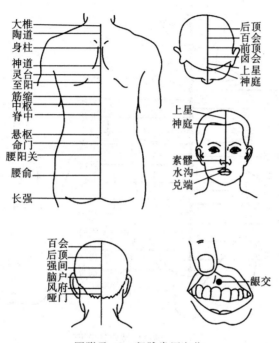

图附录-13 督脉常用穴位

十四、任脉常用穴位图

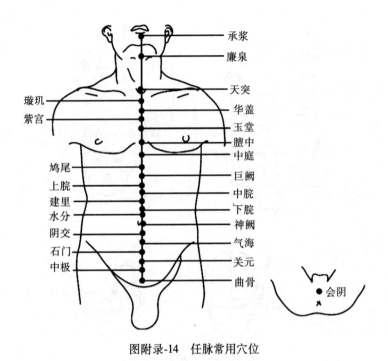

图附录-14　任脉常用穴位